Snigdha Saha
Mallika Shetty

Dor miofascial

Snigdha Saha
Mallika Shetty

Dor miofascial

ScienciaScripts

Imprint

Any brand names and product names mentioned in this book are subject to trademark, brand or patent protection and are trademarks or registered trademarks of their respective holders. The use of brand names, product names, common names, trade names, product descriptions etc. even without a particular marking in this work is in no way to be construed to mean that such names may be regarded as unrestricted in respect of trademark and brand protection legislation and could thus be used by anyone.

Cover image: www.ingimage.com

This book is a translation from the original published under ISBN 978-3-659-79035-5.

Publisher:
Sciencia Scripts
is a trademark of
Dodo Books Indian Ocean Ltd. and OmniScriptum S.R.L publishing group

120 High Road, East Finchley, London, N2 9ED, United Kingdom
Str. Armeneasca 28/1, office 1, Chisinau MD-2012, Republic of Moldova, Europe
Printed at: see last page
ISBN: 978-620-3-64431-9

Copyright © Snigdha Saha, Mallika Shetty
Copyright © 2024 Dodo Books Indian Ocean Ltd. and OmniScriptum S.R.L publishing group

Índice

1. INTRODUÇÃO 2

2. ANATOMIA FUNCIONAL 4

3. ETIOLOGIA E IDENTIFICAÇÃO DAS PERTURBAÇÕES FUNCIONAIS 30

4. GESTÃO PROTÉTICA 52

CONCLUSÃO 86

Referência: 87

1. INTRODUÇÃO

A síndrome de disfunção da dor miofascial é um termo comum que é utilizado noutros ramos médicos fora da Medicina Dentária. Mas nas últimas décadas, este termo tem sido utilizado em Medicina Dentária para descrever a dor crónica orofacial, muitas vezes abreviada na literatura como MPDS ou **DOR MIOFASCIAL**. [1]

A dor miofascial é uma doença funcional relacionada com os músculos mastigatórios, as estruturas neurais e as estruturas da articulação temporomandibular. A dor miofascial pode ser uma condição muito incómoda para o doente. O doente mal consegue mover a mandíbula e, frequentemente, tem dores na zona da face e da cabeça. Por vezes, a dor pode estender-se ao pescoço e à zona dorsal. [2]

O Dr. Robert Barry Kerstein, da Faculdade de Medicina Dentária da Universidade de Tufts, em Boston, Massachusetts, desenvolveu um procedimento de coronoplastia baseado no tempo T-Scan I, que se centrava na redução dos tempos de desoclusão por movimentos excursivos. De acordo com este estudo, a duração do tempo de desoclusão estava correlacionada com níveis elevados de atividade dos músculos masseter e temporal, que eram importantes para o diagnóstico quando se avaliavam os diferentes factores etiológicos da MPDS crónica. Estes primeiros estudos foram o início de uma série de estudos sobre este tema. [3]

Como Dawson observou no seu artigo, existe uma relação baseada em evidências entre a oclusão e a MPDS. Frequentemente, os sintomas da MPDS afectam a mecânica do sistema mastigatório, porque os sintomas estão intimamente associados à oclusão dentária e à sua relação com o sistema nervoso central (SNC). Os sintomas mais típicos são a hipercontração aguda (espasmo) dos músculos e a frouxidão dos ligamentos da articulação da MT. [3]

O espasmo muscular é causado pela fricção da superfície oclusal e pelo tempo prolongado de desoclusão que comprime excessivamente as PDLs dos dentes posteriores, causando hiperfunção e isquemia nos músculos. [4] Isto leva à fadiga muscular e, consequentemente, a movimentos mandibulares deficientes. É isto que leva à deterioração dos movimentos. [5]

A deterioração dos movimentos mandibulares pode ser acelerada pela deterioração da oclusão. Uma obturação, uma coroa ou uma ponte causam sempre a deterioração da oclusão. Em alternativa, o laxismo ligamentar afecta os movimentos das estruturas articulares na fossa glenoide e ocorre frequentemente sem que o paciente se aperceba da existência do problema [6]

A síndrome da disfunção dolorosa miofascial (SDMF) é um tipo particular de desordem temporomandibular (DTM). Historicamente, os clínicos e investigadores subclassificaram as DTM em perturbações intracapsulares ou perturbações dos músculos mastigatórios (tais como mialgia local, dor miofascial, mialgia mediada centralmente, mioespasmo, miosite, contratura miofibrótica e doença neoplásica dos músculos mastigatórios). [7] O desarranjo interno da ATM pode não estar envolvido na MPDS. No entanto, quando uma irregularidade da articulação temporomandibular ocorre juntamente com os sintomas de MPDS, a condição problemática completa deve ser considerada como doença da articulação temporomandibular. Todos os órgãos mastigatórios que participam na função oral podem ou não estar envolvidos na MPDS. [8]

Antes de discutir os factores etiológicos e as técnicas de tratamento relacionadas com a MPDS, é necessário compreender adequadamente os mecanismos anatómicos e neurais do sistema mastigatório.

2. ANATOMIA FUNCIONAL

2.1 Anatomia funcional e biomecânica do sistema mastigatório

Articulação temporomandibular

Articulação de corpos

A ATM é uma articulação complexa, tanto do ponto de vista morfológico como funcional. Um disco articular constituído por tecido conjuntivo fibroso denso com quantidades variáveis de fibrocartilagem está interposto entre o osso temporal e a mandíbula, dividindo o espaço articular em compartimentos superior e inferior. Os movimentos de deslizamento ou translação ocorrem principalmente no compartimento superior, enquanto o compartimento inferior funciona principalmente como uma dobradiça ou articulação rotativa. Por conseguinte, a ATM é frequentemente classificada como uma articulação em dobradiça com um encaixe móvel. [9]

Côndilo mandibular

A superfície articular da mandíbula é a superfície superior e anterior do côndilo.

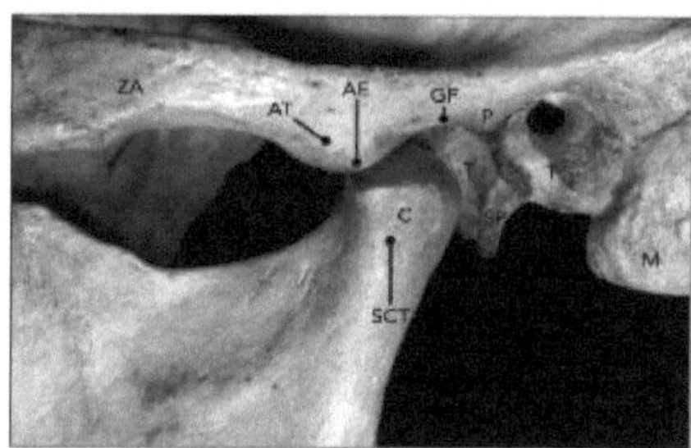

Vista lateral de um crânio humano adulto masculino robusto. O côndilo mandibular é ligeiramente puxado para fora da fossa glenoide. A ATM óssea e as áreas circundantes incluem as seguintes estruturas: (ZA) raiz posterior do arco zigomático; (AT) localização do tubérculo articular; (AE) crista da eminência articular; (GF) teto da fossa glenoide; (P) processo pós-glenoide; (T) porção timpânica do osso temporal; (C) côndilo mandibular; (SCT) localização do tubérculo subcondilar; (SP) processo estiloide (ponta quebrada); (M) processo mastoide.

A superfície articular do côndilo é fortemente convexa quando vista de lado e menos convexa quando vista de frente. A superfície articular está virada para cima e para a frente, pelo que, em vista lateral, o colo do côndilo está dobrado para a frente. Quando vista de frente, a convexidade articular assemelha-se frequentemente a uma configuração em forma de tenda que é dividida em vertentes medial e lateral por uma crista variavelmente proeminente. O pólo lateral do côndilo estende-se ligeiramente para além da superfície exterior do ramo e é rugoso para a fixação do disco articular e do ligamento temporomandibular (LMT). Além disso, existe frequentemente um tubérculo subcondilar lateral bem desenvolvido, um local de fixação para o LMT. O pólo medial do côndilo projecta-se consideravelmente para além da superfície interna do ramo e é também ligeiramente rugoso para a fixação do disco articular. [10]

As variações na forma do côndilo são comuns.

Fossa glenoide (mandibular) e eminência articular

Os termos *fossa glenoide*, *fossa mandibular* e *fossa articular* são muitas vezes utilizados indistintamente, mas apenas a fossa glenoide e a fossa mandibular são sinónimos. A fossa glenoide é a concavidade dentro do osso temporal que abriga o côndilo mandibular. A sua parede anterior é formada pela eminência articular do osso temporal escamoso e a sua parede posterior pela placa timpânica, que também forma a parede anterior do meato acústico externo. O teto ósseo da fossa glenoide é muito fino e, muitas vezes, parece translúcido quando observado contra a luz. [11]

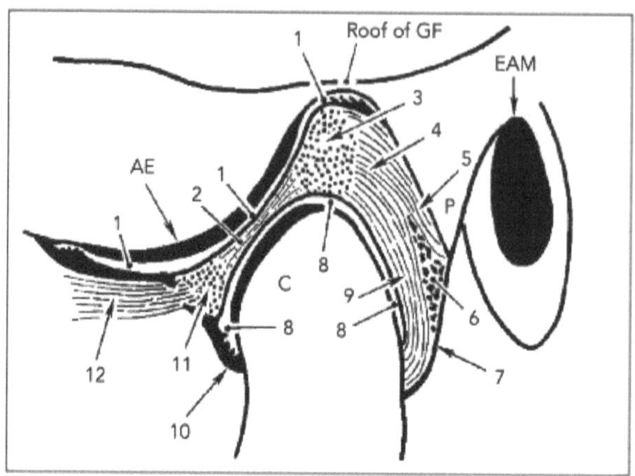

Secção parassagital da ATM. (C) Côndilo mandibular; (AE) superfície articular da eminência articular; (P) processo pós-glenoide; (MAE) meato auditivo externo; (1) compartimento articular superior; (2) zona intermediária; (3) banda posterior; (4) zona bilaminar; (5) porção superior da zona bilaminar; (6) tecido esponjoso com suprimento pro- fusional de nervo e sangue; (7) porção posterior da cápsula articular; (8) compartimento articular inferior; (9) porção inferior da zona bilaminar; (10) porção anterior da cápsula articular; (11) banda anterior; (12) pequena porção da cabeça superior do músculo pterigóideo lateral. Notar os tecidos avasculares fibrosos densos e espessos que cobrem a eminência articular e o côndilo mandibular, bem como o fino teto da fossa glenoide (FG) (Modificado de Hylander2 com permissão).

A fossa articular é a porção da fossa glenoide que é revestida por tecidos articulares. É formada inteiramente pela porção escamosa do osso temporal. A parte posterior da fossa articular é elevada a uma crista chamada *lábio articular posterior*. Medialmente, a fossa articular é delimitada por uma placa óssea que se apoia na espinha do osso esfenoide. Esta placa medial é por vezes prolongada num processo tri-angular, a espinha temporal. [12]

É importante fazer uma distinção entre a *eminência articular* e o *tubérculo articular*. A eminência articular é a barra transversal de osso denso que forma a raiz posterior do arco zigomático e a parede anterior da fossa articular. Possui uma grande superfície articular. Em contrapartida, o tubérculo articular é a pequena projeção óssea situada lateralmente à eminência articular. Ao contrário da eminência articular, o tubérculo articular não é uma superfície articular. Em vez disso, serve como área de fixação para partes da LMT. [13]

Disco articular

O disco articular é derivado ontogeneticamente de um bloco de tecido mesenquimal que também dá origem à cápsula da ATM e ao músculo pterigoide lateral. Esta massa de tecido está posicionada entre o osso temporal escamoso em desenvolvimento e o côndilo mandibular. Em adultos, a parte mais alta (ou cabeça superior) do músculo pterigóideo lateral frequentemente mantém sua conexão original com a cápsula e o disco articular da ATM. [14]

Cápsula articular e ligamentos

A cápsula fibrosa da ATM liga-se à porção escamosa do osso temporal ao longo dos limites externos da superfície articular da eminência articular, da fossa e do plano pré-glenoide. Posteriormente, a cápsula surge do processo pós-glenoide, do lábio articular posterior e da fissura tímpano-escamosa. A cápsula articular é bastante fina anteromedialmente, medialmente e posteriormente, mas é espessa anterolateralmente e lateralmente onde se liga ao tubérculo articular. Esta porção lateral reforçada da cápsula é o ligamento temporomandibular. [15]

DuBrul descreveu a LMT como sendo dividida em duas camadas: uma porção superficial larga, em forma de leque, e uma porção profunda estreita. A origem larga da porção superficial ao longo do tubérculo articular e a sua inserção mais estreita ao longo do colo do côndilo explicam a sua morfologia algo em forma de leque. As suas fibras anteriores partem do tubérculo articular obliquamente para baixo e para trás, enquanto as fibras posteriores têm uma orientação mais vertical. Diz-se que as fibras da porção profunda correm horizontalmente (ântero-posteriormente), e esta porção é descrita como uma banda ligamentar que se fixa ao longo do pólo lateral do côndilo mandibular e se estende até uma crista situada ao longo do tubérculo articular. [15]

Com base na excelente descrição de Scapino da anatomia da ATM, parece que a faixa horizontal profunda descrita por DuBrul é provavelmente parte do aspeto lateral da cápsula articular e do disco [15]

A cápsula articular e seus LTM têm a função de limitar os movimentos da mandíbula. As fibras verticais limitam os movimentos de distração do côndilo em relação à eminência articular e à fossa, as fibras horizontais (ligamentos polares) impedem os movimentos retrusivos excessivos do côndilo e a porção posterior da cápsula limita os movimentos protrusivos. [15]

Por fim, foi sugerido que a parte anterior da cápsula e a parte anterolateral do TML podem limitar a quantidade de rotação condilar durante a abertura da mandíbula, embora a maior parte desta limitação seja imposta pelos músculos de fecho da mandíbula esticados. Finalmente, os procedimentos de modelação sugerem que as únicas limitações à abertura máxima da mandíbula são as ligadas aos músculos de fecho da mandíbula [15]

Ligamentos acessórios

Duas estruturas foram descritas como ligamentos acessórios da articulação temporomandibular: o ligamento esfenomandibular e o ligamento estilomandibular. [16]

Ligamento esfenomandibular

O ligamento esfenomandibular é derivado da cartilagem de Meckel. Surge da coluna vertebral do osso esfenoide e dirige-se para baixo e para fora. Insere-se na mandíbula na língula mandibular, que está localizada ao longo da borda superior do forame mandibular. Na maioria dos indivíduos, o ligamento esfenomandibular é uma fina camada de tecido conjuntivo com bordas anterior e posterior indistintas. [17]

Foi sugerido que este ligamento protege os vasos sanguíneos e os nervos que passam através do forame mandibular de tensões adicionais durante a abertura e o fecho da mandíbula.

Não tem qualquer influência nos movimentos mandibulares. [17]

Ligamento estilomandibular

O ligamento estilomandibular é uma camada reforçada de fáscia cervical que se estende do processo estiloide e do ligamento estilo-hióideo até à região do ângulo mandibular. Muitas das suas fibras estão ligadas ao bordo posterior da parte inferior do ramo mandibular; outras continuam na fáscia profunda ao longo da superfície medial do músculo pterigoide medial. A borda superior do ligamento estilomandibular é uma estrutura espessada semelhante a um cordão. [18]

Este ligamento é relativamente frouxo quando as mandíbulas estão fechadas e bem abertas; ele é tensionado apenas quando a mandíbula está maximamente protruída. Assim, aparentemente este ligamento pode limitar movimentos protrusivos excessivos. [18]

Músculos da mandíbula

Quatro poderosos músculos, o masseter, o temporal, o pterigoide medial e o pterigoide lateral, são frequentemente referidos como os *músculos da mastigação*. Este rótulo é bastante enganador porque estes músculos actuam em conjunto com vários grupos musculares da face, língua, palato e osso hioide, durante a mastigação. Este capítulo não pretende descrever todos estes grupos musculares, embora considere a morfologia e a função dos músculos mais importantes que desempenham um papel nos movimentos mandibulares. [19]

Músculo masseter

O músculo masseter estende-se como uma placa retangular desde o arco zigomático até à superfície lateral do ramo mandibular. Divide-se em um masseter superficial e um masseter profundo mais pequeno. O masseter superficial surge do bordo inferior do arco zigomático como fortes fibras tendinosas. As fibras mais anteriores podem surgir do canto externo do processo zigomático da maxila. Posteriormente, a origem da porção superficial termina ao longo da sutura zigomaticotemporal. [20]

O músculo masseter é um poderoso elevador da mandíbula. Uma vista lateral revela que o masseter profundo exerce principalmente uma força vertical sobre a mandíbula. Em contraste, o masseter superficial exerce uma força vertical e ligeiramente dirigida anteriormente sobre a mandíbula, que é aproximadamente perpendicular ao plano oclusal dos molares. O masseter inteiro também exerce uma componente lateral de força sobre a mandíbula. [20]

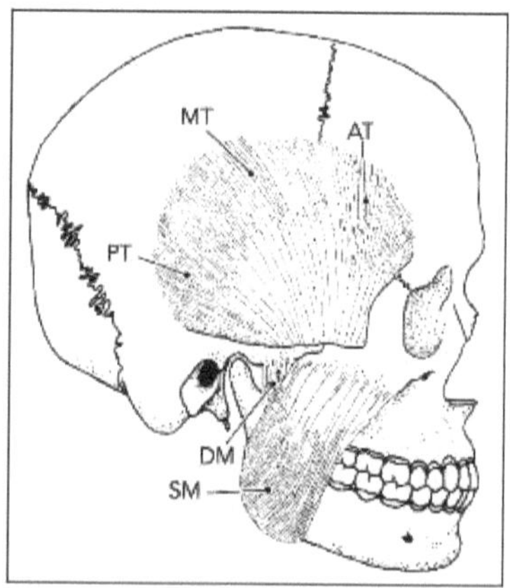

Músculo Temporal

O músculo temporal em forma de leque tem a sua origem ao longo da superfície lateral do crânio e da fáscia densa que reveste este músculo. O campo de fixação óssea, a fossa temporal, é circundado acima pela linha temporal inferior. Este campo de fixação inclui uma estreita faixa do osso parietal, a maior parte do escama temporal, a superfície temporal do osso frontal e a superfície temporal da asa maior do osso esfenoide. As fibras musculares e os tendões também surgem do septo pós-orbital, que é a partição óssea que separa a fossa temporal da órbita. Tanto os ossos zigomático e frontal como a asa maior do esfenoide contribuem para a formação do septo pós-orbital. O campo ósseo de origem do músculo temporal estende-se para baixo até incluir a crista infratemporal do esfenoide. [21]

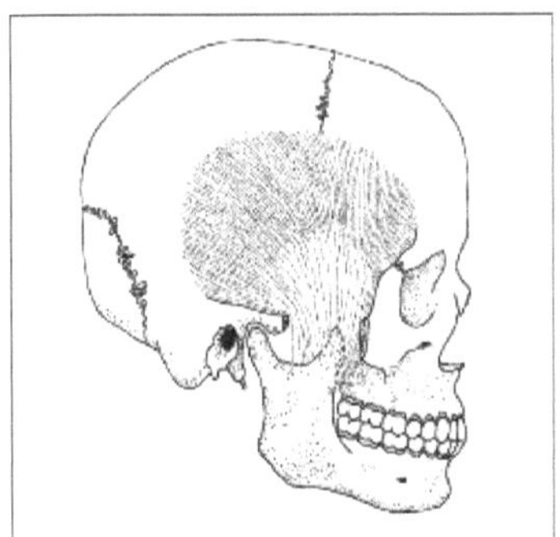

Tal como o músculo masséter, o músculo temporal eleva principalmente a mandíbula. A sua morfologia em forma de leque indica que a sua direção de tração varia consideravelmente, dependendo das porções mecanicamente activas. Superficialmente, parece que as suas fibras mais posteriores retraem a mandíbula devido à sua orientação horizontal ao longo do lado do crânio; no entanto, como já foi referido, quando o côndilo está situado na fossa mandibular, as fibras do temporal posterior são dobradas em torno da raiz posterior do arco zigomático num ângulo agudo e, portanto, são orientadas verticalmente. Por conseguinte, esta porção do músculo temporal exerce principalmente uma força ascendente sobre a mandíbula durante o encerramento normal. [22]

Por outro lado, quando o côndilo é transladado anteriormente para uma posição mais protrusa, essas fibras posteriores provavelmente retruem a mandíbula, pois nesse caso o temporal posterior está alinhado mais horizontalmente. Como as suas fibras mais posteriores passam muito perto do côndilo, o temporal posterior provavelmente também funciona como um estabilizador da ATM. [23]

Músculo pterigóideo medial

O músculo pterigóideo medial está situado no lado medial do ramo mandibular. Quando visto de lado, parece ser a contraparte anatómica do músculo masseter. É um músculo retangular potente, embora mais pequeno que o masseter. A sua origem principal é na fossa pterigoide, uma depressão localizada entre os bordos posteriores das placas pterigóidea medial e lateral do osso esfenoide. As fibras mais profundas surgem através de fortes tendões, enquanto outras surgem diretamente da superfície medial da placa pterigóidea lateral. Um tendão plano cobre a superfície medial do músculo na sua origem e é tão largo como o tensor veli palatini, com o qual está em contacto. [24]

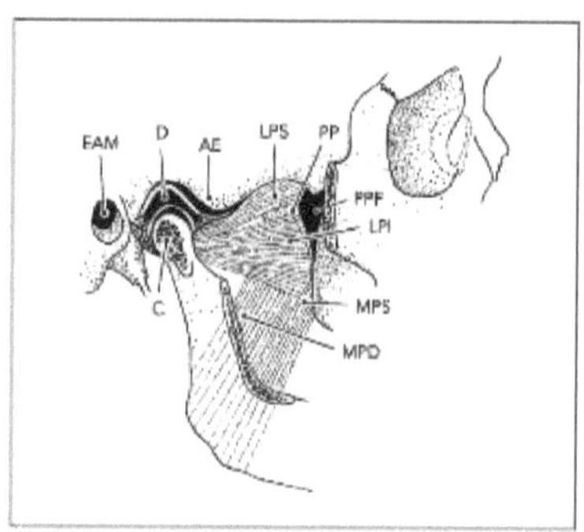

A orientação geral das fibras do músculo pterigóideo medial em vista lateral é semelhante à da porção superficial do músculo masseter e, portanto, é principalmente um elevador da mandíbula. No entanto, ao contrário do masseter, que exerce um componente lateral de força sobre a mandíbula, o pterigóideo medial exerce um componente medial de força sobre a mandíbula. Além disso, ao contrário da maioria dos primatas não humanos, nos seres humanos o componente medial do músculo pterigóideo medial é relativamente maior do que o componente lateral do masseter superficial. [25]

Músculo Pterigóideo Lateral

O músculo pterigóideo lateral origina-se de duas cabeças. A cabeça inferior é cerca de três vezes maior do que a cabeça superior. A cabeça superior (por vezes denominada *pterigoide superior*) tem origem na superfície infratemporal da asa maior do esfenoide, medialmente à crista infratemporal. A partir da sua origem, as fibras da cabeça superior correm quase horizontalmente para trás e lateralmente em estreita relação com a superfície externa da base do crânio. A cabeça inferior origina-se da superfície externa da placa pterigóidea lateral. Embora as fibras da cabeça inferior também corram para trás e lateralmente, elas passam para cima em um ângulo de cerca de 45 graus em relação à cabeça superior. [26]

Há algumas evidências EMG indicando que, discutivelmente, o músculo pterigóideo lateral é composto de duas partes funcionalmente distintas. Diz-se que a cabeça superior se contrai durante o fecho da mandíbula, cnquanto a cabeça inferior se contrai durante a protracção, a abertura e o deslocamento da mandíbula para um lado. [27]

Músculo Digástrico

Como o nome indica, o músculo digástrico (de dois ventres) é constituído por um ventre anterior e um ventre posterior. Um tendão intermediário forte e redondo conecta esses dois ventres musculares retos, com fibras quase paralelas. [28]O ventre posterior nasce da incisura mastoide medialmente ao processo mastoide; o tendão intermediário é preso ao corpo do osso hioide por uma alça fascial. O ventre anterior liga-se à fossa digástrica da mandíbula. Esta fossa está localizada ao longo da superfície lingual da borda inferior da mandíbula, ligeiramente lateral à linha média. [29]

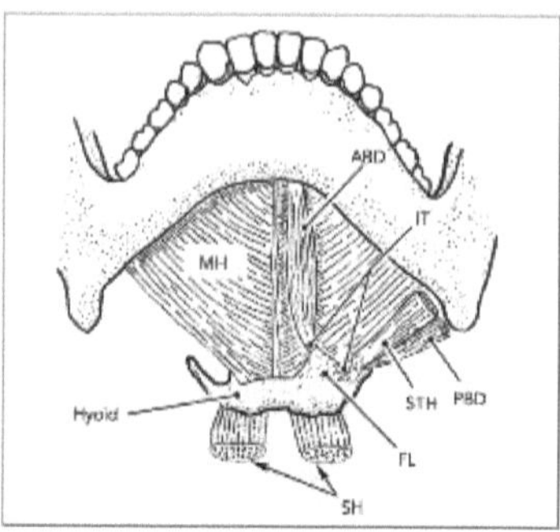

Diz-se geralmente que, se o hioide estiver fixado pela ação dos músculos infra-hióideos, a contração dos músculos digástricos puxa a parte anterior da mandíbula para trás e para baixo, facilitando assim os movimentos retrusivos e de abertura da mandíbula. [30]

Músculo Milohióideo

O músculo milo-hióideo forma um diafragma muscular ou pavimento para a maior parte da cavidade oral. É uma lâmina plana, contínua e pentagonal de músculo localizada profundamente ao ventre anterior do digástrico. A base deste pentágono liga-se ao corpo do osso hioide, e os dois lados adjacentes da base têm um bordo livre. [31]Os dois lados restantes fixam-se à face medial ou lingual dos corpos mandibulares esquerdo e direito ao longo da linha milo-hióidea. O ápice deste pentágono liga-se à superfície lingual da linha média da mandíbula. [32]

A anatomia do milo-hióideo sugere que pode elevar ligeiramente o hioide (e a língua) e o pavimento da boca. Além disso, se a mandíbula estiver estabilizada, também pode puxar o hioide para a frente. No caso de o hioide estar estabilizado ou a ser puxado para baixo e/ou para trás, este músculo pode também deprimir a mandíbula. [33]

Músculo genio-hióideo

O músculo genio-hióideo é um músculo em forma de cinta que se estende da superfície ventral do corpo do hioide até à face lingual da mandíbula, imediatamente lateral à linha média. Está localizado superficialmente ao músculo milo-hióideo. [34] O músculo é constituído por fibras musculares quase paralelas que vão diretamente da origem à inserção. A anatomia do genio-hióideo indica que, se a mandíbula estiver estabilizada em oclusão, estes músculos podem elevar ligeiramente o hioide (e a língua) durante a contração, podendo puxar estas estruturas para a frente. Por outro lado, no caso de o hioide ser puxado para baixo e/ou para trás, os genio-hióideos podem deprimir a mandíbula. [35]

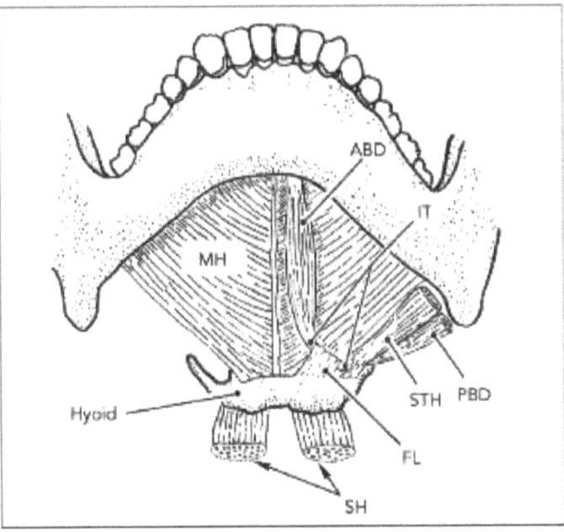

Os músculos genio-hióideos não são derivados do arco branquial. Estes músculos são os homólogos seriais dos músculos rectos abdominais, e é por isso que são frequentemente descritos como pertencendo ao grupo dos "rectos cervicais", os músculos rectos do pescoço. Os geniohióideos são inervados pelos ramos ventrais do primeiro e segundo nervos cervicais. Estas fibras nervosas ligam-se aos nervos hipoglosso esquerdo e direito para chegar ao pavimento da boca. [36]

Músculos estilo-hióideos e infra-hióideos

O músculo estilo-hióideo é um músculo fino e redondo com fibras que se estende entre o processo estiloide do osso temporal e o corno maior e o corpo do hioide. Antes da sua inserção no hioide, é dividido pelo tendão intermédio do músculo digástrico e, por conseguinte, rodeia-o. O estilo-hióideo é um derivado do segundo arco branquial e, portanto, é inervado pelo nervo facial (VII). Presume-se que funcione como um estabilizador, retractor e elevador do osso hioide. Pouco se sabe sobre os padrões de atividade desse músculo, mas é improvável que ele tenha muita influência nos movimentos mandibulares. [37]

Os músculos infra-hióideos presumivelmente têm um papel importante tanto na estabilização quanto na descida do hioide. Além disso, eles também podem funcionar para controlar ou limitar o movimento ascendente do hioide. Portanto, esses músculos, trabalhando em conjunto com o chamado grupo de músculos supra-hióideos (ou seja, os músculos estilo-hióideo, milo-hióideo, genio-hióideo e digástrico), funcionam para controlar as posições do hioide, da língua e da mandíbula. Embora o omo-hióideo se ligue à clavícula, o seu pequeno tamanho exclui a possibilidade de ter uma influência importante nos movimentos do ombro. [38]

Análise funcional e biomecânica da ATM

Movimentos livres da mandíbula

Podem distinguir-se dois movimentos básicos da mandíbula:

(1) o movimento rotativo ou de charneira, que consiste na rotação da mandíbula em torno de um eixo transversal que passa pelos centros dos côndilos mandibulares, e

(2) o movimento de translação ou deslizamento, que é um movimento corporal da mandíbula na direção anteroposterior e/ou mediolateral.

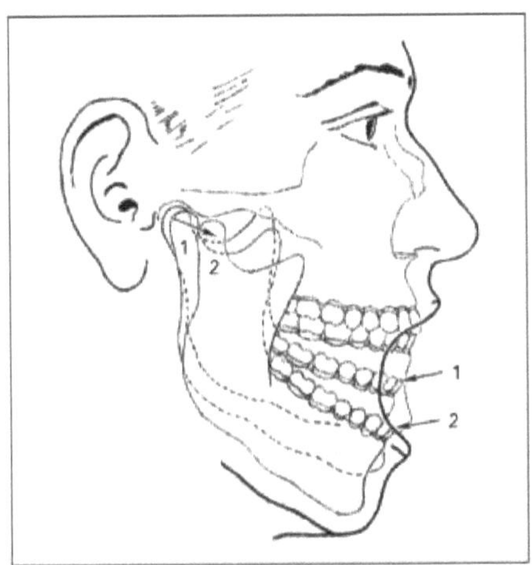

O movimento de rotação ocorre principalmente entre o disco e o côndilo no compartimento inferior da articulação, enquanto os movimentos de translação ântero-posterior e médio-lateral ocorrem principalmente entre a eminência articular e o disco (e a mandíbula) no compartimento superior da articulação temporomandibular. Os movimentos de translação não precisam de ser simétricos entre as articulações esquerda e direita. [39]

Ação dos músculos nos movimentos mandibulares livres [40]

Para fins heurísticos, os músculos mais importantes que afectam os movimentos da mandíbula podem ser divididos em três grupos. Estes incluem

(1) elevadores: os músculos temporal, masseter e pterigóideo medial;

(2) depressores: os músculos digástrico, milo-hióideo e geniohióideo; e

(3) pro- tractores: os músculos pterigóides laterais.

Os retractores da mandíbula não constituem um grupo independente; são os músculos digástricos e as fibras obliquamente alinhadas dos músculos temporais. Quando os músculos estilo-hióideos e infra-hióideos fixam o hioide, os músculos estilo-hióideos e genio-hióideos também podem ajudar a retrair a mandíbula protruída. As fibras da porção profunda do masseter também ajudam a retrair a mandíbula protruída. Assim, tanto os elevadores como os depressores podem funcionar como retractores da mandíbula. Os músculos infra-hióideos funcionam para controlar os movimentos do hioide e, por isso, a sua ação é importante tanto durante a abertura como durante o fecho da mandíbula. [41]

Protrusão

A protrusão da mandíbula é principalmente o resultado da contração das cabeças inferiores dos músculos pterigóides laterais, embora haja também uma ligeira atividade dos músculos masseter e pterigoide medial nesta altura. [42]

O músculo temporal não está normalmente ativo durante este movimento, e os depressores estão apenas ligeiramente activos. Os músculos pterigóides laterais puxam os côndilos mandibulares (e discos) para frente e para baixo ao longo das eminências articulares, enquanto os elevadores e depressores aparentemente estabilizam a posição da mandíbula em relação à maxila. [43]

Retrusão

Quando os côndilos estão situados na fossa mandibular, as fibras médias obliquamente alinhadas do músculo temporal combinam forças com os depressores de modo a retruir a mandíbula, enquanto os restantes elevadores exibem quantidades variáveis de atividade. A componente depressora da força dos músculos supra-hióideos é aparentemente neutralizada pela atividade dos músculos elevadores. A partir da posição de protrusão máxima, o temporal posterior auxilia o temporal médio durante a retrusão mandibular. [44]

Abertura

O movimento de abertura é causado pela gravidade, pelo relaxamento dos músculos elevadores e por uma ação combinada dos músculos pterigóideo lateral, genio-hióideo, milo-hióideo e digástrico. O papel dos músculos infra-hióideos durante a abertura não é claro. Presumivelmente, eles estão ativos de modo a deprimir o hioide durante a abertura ampla. [45]

Se o movimento de abertura ocorrer sem resistência, os depressores actuam sem grande força. Se a quantidade de abertura for apenas ligeira, o relaxamento dos elevadores e a força da gravidade podem realizar este movimento. Quando ocorre uma abertura ampla, a força de protracção da cabeça inferior dos músculos pterigóides laterais, que actua sobre os côndilos e discos, combina-se com a força de depressão e retração dos músculos geniohióideos, digástrico e milo-hióideos, que actuam sobre o queixo e o corpo da mandíbula. Estas forças combinadas produzem movimentos extensos de rotação e translação da abertura da mandíbula. [46]

Encerramento

Os elevadores da mandíbula executam o movimento de fecho. Se a boca estiver aberta ao máximo, o momento da ativação e do relaxamento das diferentes partes destes músculos pode ser importante para o encerramento adequado. Durante a abertura máxima, cada disco e côndilo desliza anteriormente ao cume da eminência articular para o plano pré-glenoide. No início do fechamento da boca, os discos e côndilos são movidos para trás a partir desta posição anterior. Os elevadores executam esta fase do movimento de fechamento. Esta ação faz com que a mandíbula volte à posição de repouso ou oclusal. [47]

Deslocação lateral

O desvio lateral da mandíbula resulta de uma variação assimétrica da protrusão, ou seja, o músculo pterigóideo lateral b-s combina forças com os elevadores ligeiramente activos. A porção média do músculo temporal w-s deve ajudar neste movimento, segurando o côndilo w-s e impedindo-o de se desviar anteriormente em grande medida. [48]

2.2 *Neuroanatomia funcional e fisiologia do sistema mastigatório* [49]

Quando um músculo é esticado passivamente, os fusos informam o sistema nervoso central desta atividade. A contração muscular ativa é monitorizada tanto pelos órgãos tendinosos de Golgi como pelos fusos musculares. O movimento das articulações e dos tendões estimula os corpúsculos de Pacini. Todos os receptores sensoriais estão continuamente a fornecer informações ao sistema nervoso central.

Ação reflexa

Uma ação reflexa é a resposta resultante de um estímulo que passa como um impulso ao longo de um neurónio aferente para uma raiz nervosa posterior ou o seu equivalente craniano, onde é imediatamente transmitido a um neurónio eferente que conduz de volta ao músculo esquelético.

Uma ação reflexa pode ser monossináptica ou polissináptica. Um reflexo monossináptico ocorre quando a fibra aferente estimula diretamente a fibra eferente no SNC. Um reflexo polissináptico ocorre quando o neurónio aferente estimula um ou mais interneurónios no SNC, que por sua vez estimulam as fibras nervosas eferentes.

Duas acções reflexas gerais são importantes no sistema mastigatório: (1) o reflexo miotático e (2) o reflexo nociceptivo. Estes não são exclusivos dos músculos mastigatórios, mas também se encontram noutros músculos esqueléticos.

Reflexo miotático (de estiramento). O reflexo *miotático* ou *de estiramento* é o único reflexo monossináptico da mandíbula. Quando um músculo esquelético é rapidamente esticado, este reflexo protetor é desencadeado e provoca uma contração do músculo esticado.

Um exemplo bem conhecido do reflexo miotático é o reflexo patelar ou reflexo do joelho.

O reflexo miotático pode ser demonstrado no sistema mastigatório, observando o músculo masseter quando é aplicada uma força súbita para baixo no queixo. Esta força pode ser aplicada com um pequeno martelo de borracha (Fig. 2.7).

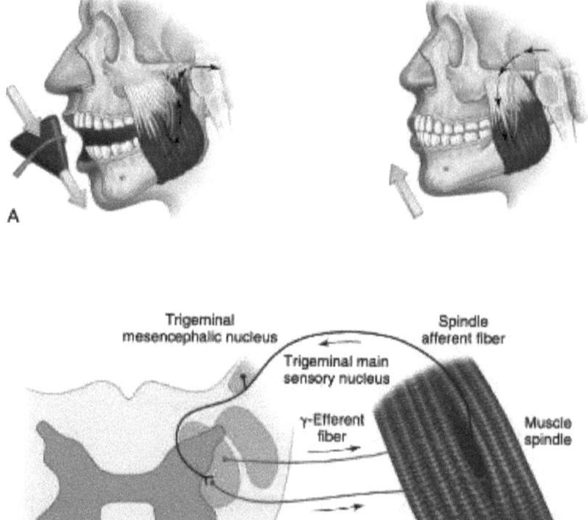

• **Fig. 2.7. A.** The myotatic reflex is activated by a sudden application of downward force to the chin with a small rubber hammer. This results in contraction of the elevator muscles (masseter). This prevents further stretching and often causes an elevation of the mandible into occlusion. **B.** The pathway is as follows: Sudden stretching of the muscle spindle increases the afferent output from the spindle. The afferent impulses pass into the brainstem by way of the trigeminal mesencephalic nucleus. The afferent fibers synapse in the trigeminal motor nucleus with the alpha efferent motor neurons that lead directly back to the extrafusal fibers of the elevator muscle, which was stretched. The reflex information sent to the extrafusal fibers is to contract. Note the presence of the gamma efferent fibers. Stimulation of these can cause contraction of the intrafusal fibers of the spindle and thus sensitize the spindle to a sudden stretch. (From Sessle BJ: Mastication, swallowing, and related activities. In Roth GI, Calmes R, editors: *Oral Biology,* St Louis, 1981, Mosby-n-Year Bk

Ação reflexa nociceptiva

Trata-se de um reflexo polissináptico a um estímulo nocivo e, por isso, é considerado protetor. No sistema mastigatório, este reflexo torna-se ativo quando um objeto duro é subitamente encontrado durante a mastigação. O aumento súbito da força mastigatória exercida sobre o dente sobrecarrega instantaneamente as estruturas periodontais e produz-se um estímulo nocivo.

Inervação recíproca

O controlo dos músculos antagonistas é de importância vital na atividade reflexa. É de igual importância para o funcionamento quotidiano do corpo. Certos grupos de músculos elevam primariamente a mandíbula; outros grupos deprimem-na primariamente. Para que a mandíbula seja elevada pelos músculos temporal, pterigóideo medial ou masseter, os músculos supra-hióideos devem relaxar e alongar-se. Da mesma forma, para que ela seja deprimida, os supra-hióideos devem se contrair enquanto os elevadores relaxam e se alongam.

O mecanismo de controlo neurológico destes grupos antagónicos é conhecido como *inervação recíproca*. Este fenómeno permite um controlo suave e exato do movimento mandibular. Para que a relação esquelética entre o crânio, a mandíbula e o pescoço seja mantida, cada um dos grupos musculares antagónicos deve permanecer num estado constante de tónus suave. Isto irá superar os desequilíbrios esqueléticos da gravidade e manter a cabeça no que é chamado de posição postural.

2.3 Sistema nervoso central e sistema estomatognático

A mecânica do sistema neural deve ser muito bem compreendida para determinar a etiologia de uma patologia do sistema estomatognático. [50]

A rede neural do sistema estomatognático é composta por três partes básicas:

1. **Perceção dos inputs sensoriais.**

2. **Avaliação dos contributos recolhidos.**
3. **Reação aos inputs.**

A recolha de dados sensoriais é uma função contínua do sistema neural que pode ser consciente ou inconsciente. Existe um fluxo contínuo de dados que entram no SNC a partir do sistema nervoso periférico (SNP), que reúne dados ambientais que enviam impulsos para as fibras do músculo mastigatório para estabelecer a atividade do tónus postural. Isto ocorre mesmo quando não há função, de tal forma que há uma ligeira tensão nos músculos quando em repouso [50]

Neurónios e miocitos (células musculares)

O corpo humano é constituído por milhares de milhões de células de construção semelhante que contêm o citoplasma, um núcleo, alguns cromossomas, algumas mitocôndrias e alguns ribossomas. Mas algumas células são diferentes das células normais, apesar de também terem citoplasma, um núcleo e ribossomas, mas também contêm neurónios. Os neurónios e as células musculares são um tipo de célula excitável porque podem receber impulsos eléctricos e transferir bioquimicamente os dados neurológicos ambientais. Estas células especiais são conhecidas como células induzíveis.

A unidade funcional do sistema motor, a unidade motora, é composta por um neurónio motor e um grupo de fibras musculares com propriedades estruturais e funcionais semelhantes, se não idênticas. Trata-se de células induzíveis denominadas neurónios e miocitos (célula muscular). [50]

A diferença de potencial membranar e o disparo de um neurónio

Existe um equilíbrio elétrico estático entre o exterior e o interior da membrana celular. Este estado estacionário é designado por "potencial de membrana em repouso", que não se altera a não ser que exista um estímulo. Esta diferença de potencial elétrico em estado estacionário entre o exterior e o interior da membrana celular situa-se entre -50 mV e -100 mV. Um estímulo altera este estado estacionário para um estado de ação, em que a diferença de potencial em repouso é transformada numa diferença de potencial de ação. A principal causa da diferença de potencial resulta da existência de aniões e catiões em ambos os lados da membrana celular. No exterior da membrana encontram-se os catiões de natrio com carga positiva. Os iões de natrio com carga positiva ligam-se a iões de cloro (Cl-) com carga negativa que se encontram fora da membrana. No entanto, apesar da presença de iões negativos (como o cloro e o HCO_3), o lado exterior da membrana permanece carregado positivamente. Alternativamente, o interior da membrana é carregado negativamente porque os iões de potássio (K+) carregados positivamente difundem-se "para baixo" do seu gradiente de concentração íngreme para sair da célula através de canais de fuga. Este movimento do ião K+ para o exterior da membrana celular torna o exterior mais carregado positivamente do que o interior da membrana celular. No exterior, os iões positivos encontram-se no bordo da membrana, enquanto os iões negativos no interior da membrana se encontram no bordo interno da mesma. Por conseguinte, a diferença de potencial elétrico existe em ambos os lados da membrana. Uma mudança na atividade eléctrica dentro da membrana celular desempenha um papel importante no carácter da condução sensorial. [50]

Receptores neurais na área estomatognática: a recolha de dados periféricos e a resposta neural

Todas as funções do sistema mastigatório são governadas pelo sistema nervoso central (SNC). Para coordenar a função que ocorre, quando, quanto e como ela deve ocorrer fisiologicamente, o SNC reúne informações sobre o ambiente no qual a função deve ocorrer. Existe um fluxo contínuo de informação entre os neurónios sensoriais e motores do sistema estomatognático e o sistema nervoso central (SNC). Fisiologicamente, as funções orais adequadas, como a mastigação, a deglutição e a fala, necessitam de um processo rítmico através do qual todas as partes do sistema mastigatório são coordenadas de modo a que a atividade dos músculos da mandíbula, da língua, das bochechas e dos lábios funcione em sinergia para alcançar uma função correta. [50]

Existem dois componentes neurológicos básicos da mastigação:

- o gerador de padrões centrais (e o)

- os mecanismos de controlo periférico

A transmissão dos dados neurais periféricos é feita para o SNC pelos axónios e dendritos de um neurónio. Os dendritos recebem o potencial do neurónio anterior. Se uma célula nervosa é estimulada, a tensão transmembranar é necessariamente alterada. A estimulação pode ser excitatória ou inibitória. Se o estímulo da membrana for insuficiente para que o potencial transmembranar atinja o limiar, a membrana não se ativa. Se o estímulo excitatório for suficientemente forte, o potencial transmembranar atinge o limiar e a membrana produz um impulso elétrico caraterístico, conhecido como *impulso nervoso*. Este é o princípio básico do estímulo e da transmissão de um neurónio. [51]

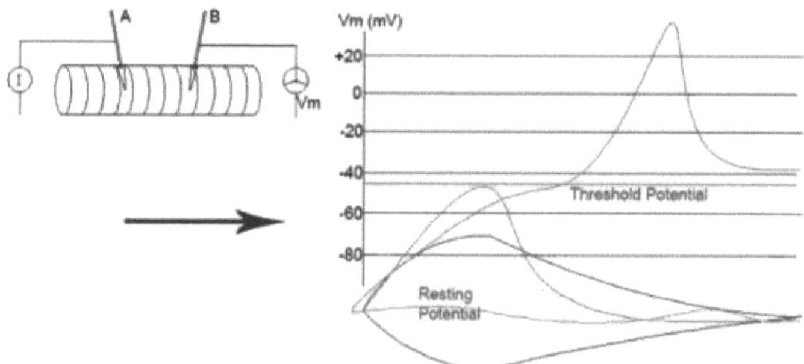

O potencial de membrana pode atingir o limiar através de um estímulo curto e forte, ou através de *um estímulo mais longo e mais fraco*. Um contacto prematuro muito pequeno que não seja removido e que esteja clinicamente presente durante muito tempo terá um nível de excitação suficiente para iniciar um impulso nervoso. Este é o resultado do princípio "tudo ou nada" das células nervosas. Os contactos prematuros podem levar à dor, que por sua vez leva à formação de um estímulo mais forte. O SNC envia um aviso nociceptivo aos músculos para moverem a mandíbula em direção ao lado oposto da arcada, como ação reflexa para diminuir a dor. Se o contacto prematuro de um lado não foi removido, o espasmo do outro lado tende a persistir. A agregação de estímulos aumenta os espasmos, o que pode ser uma das principais causas etiológicas da síndrome de disfunção dolorosa miofascial [51]

A informação proveniente dos tecidos do sistema nervoso periférico (SNP) fora do SNC é continuamente transferida para o SNC para os centros superiores no tronco cerebral e no córtex para interpretação e avaliação. Todos os movimentos humanos funcionais e parafuncionais baseiam-se em cinco sistemas sensoriais principais: [51]

- Olfato
- Gosto
- Visão
- Audição
- Tato

A atividade sensorial do tato (Tato) é o controlo neurológico fundamental para os movimentos funcionais e parafuncionais do sistema estomatognático.

Os receptores neurais desempenham duas tarefas importantes:

-A recolha de informação sensorial

- A transferência da resposta sensorial para o SNC e depois para os músculos.

A deteção sensorial do movimento funcional da mandíbula e as respostas reflexas associadas são moldadas por informações coletadas dos mecanorreceptores do ligamento periodontal em resposta às compressões dentárias durante a mastigação e dos receptores de temperatura e tato presentes na polpa, nos tecidos gengivais e nos tecidos muco-bucais. Um dos receptores neurais mais importantes são os mecanorreceptores pulpares, que, juntamente com os mecano-receptores periodontais, transportam a informação da carga dentária para o SNC. Estes receptores transmitem a intensidade da força que actua sobre um dente quando este entra em contacto com o dente oposto, as alterações da velocidade da força no impacto oclusal, a direção do movimento do dente durante a mastigação e a dureza do bolo alimentar. Além disso, os ligamentos periodontais também são estruturas extremamente importantes, pois seus mecanorreceptores no PDL estão altamente concentrados. Os receptores dos ligamentos periodontais controlam e orientam todos os movimentos funcionais e parafuncionais, pois transmitem informações sobre a magnitude das cargas dentárias, o que é descrito pela resposta média da taxa de disparo dos receptores periodontais carregados. [51]

Outro tipo de recetor importante são as "integrinas do ligamento periodontal", que são receptores da superfície celular que ligam as células ao microambiente do ligamento periodontal, rico em colagénio e sujeito a tensões mecânicas. Verificou-se que as mutações nas subunidades das integrinas causam perturbações clínicas no homem que se correlacionam bem com as dos ratinhos, nos quais as mesmas integrinas são eliminadas. As integrinas são capazes de transduzir sinais intracelulares após a ligação do ligando (sinalização "outside- in"). No entanto, ao contrário da maioria dos outros receptores celulares, as integrinas podem alternar entre conformações de alta e baixa afinidade para a ligação do ligando, invertendo-se assim a direção do sinal (sinalização "de dentro para fora"). Dependendo do tipo de célula, as integrinas podem ser activadas de forma basal, como é o caso da maioria das células aderentes que estão ligadas a uma membrana basal, ou podem ser inactivas de forma basal, como as plaquetas ou os leucócitos que circulam livremente até serem activados para sofrerem agregação plaquetária ou mediarem uma resposta inflamatória.

Por fim, todos os dados de carga recolhidos da polpa, dos receptores do ligamento periodontal e da mucosa são transmitidos ao SNC através dos gânglios do nervo trigémeo (V). Os gânglios são o centro de distribuição neurológica para as vias neurais aferentes e eferentes. [51]

Basicamente, existem dois gânglios importantes envolvidos na área craniofacial com ligações neuroanatómicas ao sistema estomatognático:

- Gânglio do trigémeo
- Núcleo mesencefálico

3. ETIOLOGIA E IDENTIFICAÇÃO DAS PERTURBAÇÕES FUNCIONAIS

3.1   *O que é a dor?*

A Associação Internacional para o Estudo da Dor define a dor como **"uma experiência sensorial e emocional desagradável** associada a, ou semelhante à associada a, uma lesão real ou potencial dos tecidos". No diagnóstico médico, a dor é considerada como um sintoma de uma doença subjacente.

A palavra dor engloba muitas condições e qualidades. A dor pode ser latejante, ardente, dolorosa, difusa, formigueiro, lancinante, cãibra e pressão. Algumas qualidades são mais específicas de determinadas condições. Por exemplo, a enxaqueca tem uma qualidade latejante, ao passo que a dor miofascial é premente e baça. A dor semelhante a um choque elétrico tem sido frequentemente associada à nevralgia do trigémeo, enquanto outras doenças neuropatológicas se caracterizam por uma dor em queimadura. No entanto, não é claro se os médicos e os doentes utilizam os mesmos termos para descrever as mesmas sensações. [52]

A intensidade e a frequência da dor são provavelmente as caraterísticas mais importantes medidas para avaliar o bem-estar de um doente. No entanto, a qualidade da dor, o início, a duração, a localização e outros factores adicionais que modificam a condição (aliviando ou agravando), a ocorrência de dor noutras partes do corpo e os problemas psicossociais associados também devem ser avaliados. [53]

3.2 *Classificação da dor* [54]

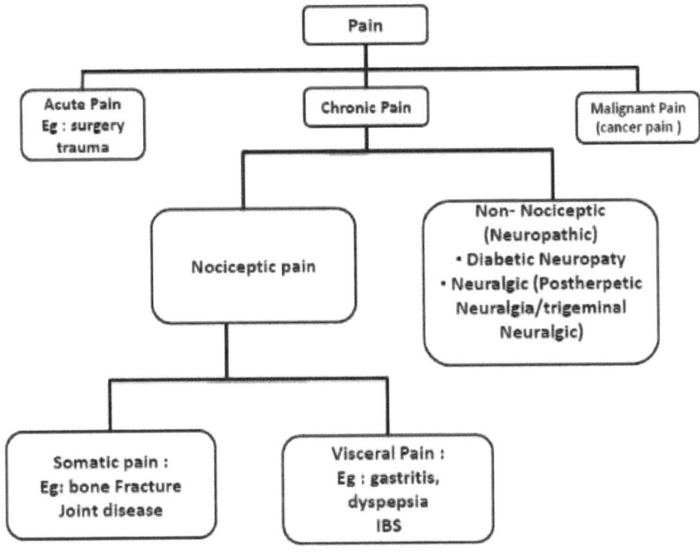

3.3 A evolução dos conceitos actuais

Foi o médico francês François Valleix que, em 18414, foi o primeiro a observar que a dor nesta doença emana de pontos focais de sensibilidade bem definidos e que foram por ele designados "les points douloureux".

O próximo a apoiar este ponto de vista foi o médico alemão Cornelius que, em 1935, lhes chamou *nervenpunkte* e chegou ao ponto de concluir que as terminações nervosas nestes locais estão num estado de hiperatividade devido ao efeito sobre elas de factores como as condições climáticas alteradas, o esforço físico e os distúrbios emocionais.

Pode, portanto, ver-se que, no início do século XX, alguns dos médicos mais esclarecidos tinham chegado a compreender que o que até então tinha sido chamado de reumatismo muscular ou fibrosite ocorre como resultado do desenvolvimento de uma atividade aumentada nas terminações nervosas em pontos específicos de sensibilidade.

Um ponto de vista apoiado por Sir William Osler que, na edição de 1909 do seu livro The Principles and Practice of Medicine, ao discutir a doença, afirmou "não é de modo algum certo que os tecidos musculares sejam a sede da doença. Muitos autores afirmam, talvez corretamente, que se trata de uma nevralgia dos nervos sensoriais dos músculos".

No entanto, foi apenas na década de 1930 que começou a surgir um apoio clínico objetivo para esta perspetiva. Um dos primeiros clínicos a fornecer este apoio foi Hunter, um médico do Canadá que, em 1933, descreveu casos em que a dor abdominal emanava de pontos de sensibilidade nos músculos da parede abdominal anterior. Depois, em 1936, Edeiken & Wolferth, médicos da Faculdade de Medicina da Universidade da Pensilvânia, relataram que, entre os doentes com trombose coronária sob os seus cuidados, alguns tinham desenvolvido dores nos ombros que podiam ser reproduzidas aplicando uma pressão firme em pontos de sensibilidade requintada nos músculos à volta da omoplata. No entanto, o médico que, durante a década de 1930, mais contribuiu para o nosso conhecimento sobre a fisiopatologia, o diagnóstico e o tratamento do que, atualmente, se designa por síndrome da dor do ponto de gatilho miofascial foi John Kellgren, durante o período em que trabalhou como assistente de investigação de Sir Thomas Lewis, diretor de Investigação Clínica do University College Hospital, em Londres. Lewis e Kellgren começaram por realizar uma experiência com estudantes de medicina voluntários e saudáveis. Nesta experiência, injetaram nos músculos soro fisiológico hipertónico que provocava dor e observaram que, em vez de a dor ser sentida no local da injeção, era sentida a alguma distância, naquilo a que chamaram a zona de referência da dor.

Kellgren voltou então a sua atenção para os doentes com dores musculares. Relativamente a estes, afirmou

Foram investigados vários casos de "fibrosite" ou "mialgia". A distribuição da dor nos músculos normais guiou-me para os músculos de onde a dor espontânea poderia ter surgido. Estes músculos apresentavam sempre pontos sensíveis à palpação e a pressão sobre estes pontos reproduzia a dor do doente.

Em seguida, confirmou que a dor resultava de uma hiperatividade nervosa nesses pontos sensíveis, demonstrando que podia ser aliviada, muitas vezes durante vários dias, através da injeção de um anestésico local nos tecidos desses pontos sensíveis.

3.4 DOR MIOFASCIAL

A dor miofascial (MFP), também conhecida como síndrome da dor miofascial (MPS), é um tipo de dor caracterizada pela presença de um ponto de gatilho (TrPs) numa banda tensa dos músculos esqueléticos ou da sua fáscia. Vários factores têm sido associados à SFM, incluindo estados emocionais e comportamentais, má postura, tensão muscular e antecedentes de acidentes de viação (ATV). Outras comorbilidades, como as cefaleias de tipo tensional e a dor da articulação temporomandibular, também foram referidas como podendo desencadear um episódio de MFP. [55]

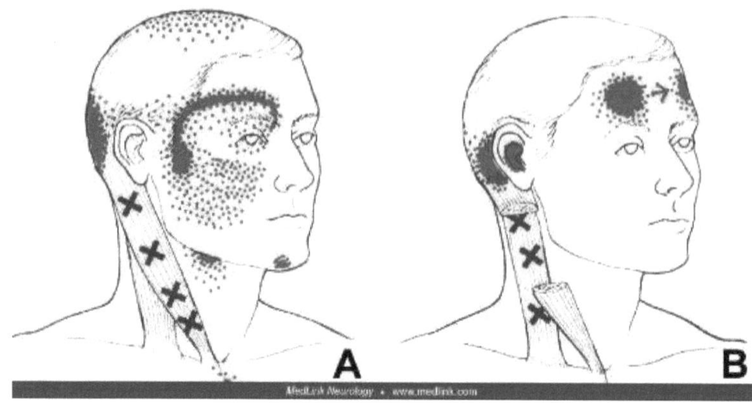

Devido à ativação neural contínua e à geração de potenciais de ação nestes TrPs, ocorre um aumento da secreção de mioquinas, citocinas inflamatórias e neurotransmissores com uma redução do fluxo sanguíneo. Acredita-se que estes mecanismos, combinados com o stress psicológico, sensibilizam os TrPs musculares causando os sintomas do doente. [56]

A dor miofascial é uma dor que tem origem nos músculos ou na fáscia relacionada. O conceito de ponto de gatilho tem sido um aspeto amplamente estudado da síndrome de disfunção da dor miofascial. Muitas hipóteses sobre a forma como os pontos de gatilho evoluem baseiam-se nas opiniões de clínicos experientes que tratam e investigam os pontos de gatilho. Os pontos de gatilho são mais frequentemente discutidos como um componente das síndromes de dor miofascial em que a dor muscular generalizada ou regional está associada a hiperalgesia, perturbação psicológica e restrição significativa da função diária. Os pontos de gatilho são pontos com 2-5 mm de diâmetro de hipersensibilidade aumentada em bandas palpáveis do músculo esquelético, tendões e ligamentos, com diminuição da hipersensibilidade à medida que se palpa a banda mais afastada do ponto de gatilho. Como já foi referido, os pontos de gatilho podem estar activos ou latentes. Um ponto de gatilho ativo causa dor espontânea em repouso, com um aumento da dor aquando da contração ou alongamento do músculo envolvido. A amplitude de movimento muscular é frequentemente limitada. Qualquer dor durante o movimento pode causar uma "pseudo-fraqueza muscular" devido à inibição do reflexo do pino. Um ponto de gatilho latente é uma área focal de sensibilidade e tensão num músculo que não resulta em dor espontânea, mas que tem de ser palpada para provocar a dor. No entanto, um ponto de gatilho latente pode restringir a amplitude de movimento e resultar em fraqueza do músculo envolvido. [57]

Os sintomas caraterísticos dos pontos de gatilho de uma síndrome de disfunção da dor miofascial foram previamente descritos por R. Bennett da seguinte forma [58]

1. **Um ponto focal de sensibilidade à palpação do músculo envolvido,**
2. **Queixa do doente relativamente à palpação do ponto de gatilho,**
3. **A palpação revela um endurecimento do músculo adjacente (a "banda tensa"),**
4. **Uma limitação da amplitude de movimento do músculo afetado,**
5. **A dor é acompanhada de uma pseudo-fraqueza do músculo afetado,**
6. **A dor referida pode resultar da aplicação contínua de pressão sobre o ponto de gatilho com uma duração aproximada de 5 segundos.**

3.5 Etiologia

A síndrome da dor miofascial (SPM) é descrita como os sintomas sensoriais, motores e autonómicos provocados pelos pontos de gatilho miofasciais (PTM). Os pontos-gatilho miofasciais são definidos como pontos delicadamente sensíveis em bandas tensas discretas de músculo endurecido que produzem dor local e referida, entre outros sintomas. Um TrP é composto por numerosos nós de contração. Um nó de contração individual aparece como um segmento de uma fibra muscular com sarcómeros extremamente contraídos e um diâmetro aumentado. A hipótese da TrP integrada postula que, na dor miofascial, as placas terminais motoras libertam acetilcolina em excesso, o que é evidenciado histopatologicamente pela presença de encurtamento dos sarcómeros. [59]

Uma TrP ativa provoca uma queixa clínica de dor. É sempre sensível e refere uma dor reconhecida pelo doente à pressão. Impede o alongamento total do músculo, enfraquece o músculo e medeia uma resposta de contração local da fibra muscular quando adequadamente estimulada. Quando comprimida dentro da tolerância do doente à dor, produz fenómenos motores e muitas vezes autonómicos referidos, geralmente na sua zona de referência da dor. [59]

As TrPs podem ser formadas por

- Contracções sustentadas de baixo nível e pressão intramuscular
- Contracções concêntricas dinâmicas
- Contracções concêntricas máximas ou submáximas
- Contracções excêntricas

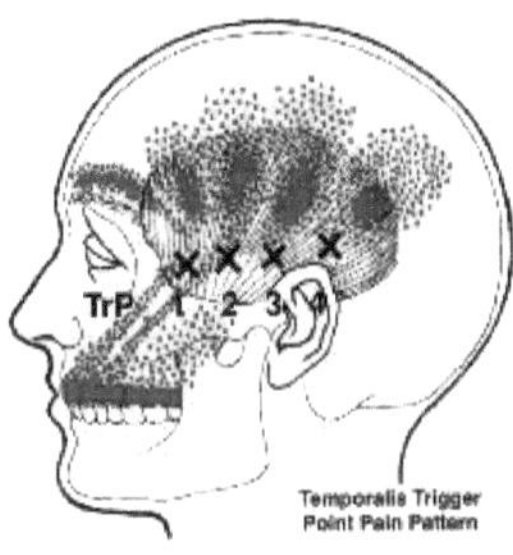

3.6 Etiopatogénese

* **Contracções sustentadas de baixo nível e pressão intramuscular** [60]

A sobreutilização mecânica dos músculos pode ser definida como o resultado de contracções musculares que excedem a capacidade muscular. Nas contracções rítmicas dinâmicas, o fluxo sanguíneo intramuscular é reforçado por este ritmo de contração-relaxamento, também conhecido como bomba muscular. No entanto, durante as contracções musculares sustentadas, o metabolismo muscular é altamente dependente do oxigénio e da glicose, que são escassos.

Uma vez que o oxigénio e a glicose são necessários para a síntese de trifosfato de adenosina (ATP), que fornece a energia necessária para as contracções musculares, as contracções sustentadas podem causar uma crise energética local devido à falta de oxigénio. Para garantir um fornecimento adequado de ATP, o músculo pode passar, em poucos segundos, para a glicólise anaeróbica.

Em circunstâncias fisiológicas normais, grandes quantidades de iões de cálcio livres voltam a entrar no retículo sarcoplasmático através da bomba de Ca^{2+} (Cálcio ATPase), o que exige muito do ATP durante o relaxamento. Em caso de depleção grave de energia, os sarcómeros podem permanecer contraídos até que haja ATP suficiente para resolver a acumulação de $Ca2+$ intracelular. As concentrações elevadas de $Ca2+$ intracelular estão associadas a uma contração sustentada dos sarcómeros e a lesões musculares. Sugeriu-se que a acumulação de $Ca2+$ devido à atividade sustentada da unidade motora desempenha um papel causal no desenvolvimento de distúrbios musculares e TrPs.

- **<u>Contracções concêntricas dinâmicas</u>** [61]

Hipótese da Cinderela - Henneman, trabalhando com gatos anestesiados, demonstrou que, em resposta a uma excitação fisiológica crescente, os neurónios motores são recrutados por ordem crescente de tamanho. Esta descoberta de importância fundamental foi verificada em humanos por *Milner-Brown et al* e é agora geralmente aceite. As unidades motoras mais pequenas têm um corpo celular de neurónio alfa-motor mais pequeno, axónios mais pequenos e menos fibras musculares para ativar em comparação com as unidades maiores. De acordo com o princípio do tamanho, as pequenas unidades motoras que inervam fibras oxidativas lentas de cor vermelha do tipo I são recrutadas em primeiro lugar, seguidas de fibras oxidativas rápidas de cor vermelha a rosa e, finalmente, de fibras glicolíticas rápidas de cor branca.

Hägg sugeriu que a atividade contínua destas unidades motoras em contracções sustentadas causa danos nas fibras musculares por uso excessivo, especialmente nas fibras do tipo I durante actividades de baixo nível, que resumiu na sua hipótese Cinderela. É concebível que, em contracções sustentadas de baixo nível e em contracções dinâmicas repetitivas, a isquemia, a hipoxia e a síntese insuficiente de ATP nas fibras da unidade motora do tipo I sejam responsáveis pelo aumento da acidez, pela acumulação de $Ca2+$ e, subsequentemente, pela contratura do sarcómero. Além disso, a partir da (super-)contração do sarcómero, a perfusão intramuscular abranda e ocorrem isquemia e hipoxia. Isto pode levar à libertação de várias substâncias sensibilizantes, causando sensibilização periférica.

• <u>Contracções concêntricas máximas ou submáximas</u> [62]

Durante as contracções concêntricas (sub) máximas, são necessárias grandes quantidades de energia (ATP). Inicialmente, o ATP é utilizado a partir de depósitos de armazenamento no interior das próprias fibras musculares. Após cerca de 4-6 segundos, o músculo passa para a fosforilação direta do ADP pelo fosfato de creatina (CP). No entanto, quando as exigências do exercício começam a exceder a capacidade das células musculares para realizarem as reacções necessárias com rapidez suficiente, a glicólise anaeróbia contribuirá cada vez mais para o total de ATP gerado. Finalmente, o músculo fica sem ATP e podem ocorrer contracções sustentadas dos sarcómeros, dando início ao desenvolvimento de TrPs.

• <u>Contracções excêntricas</u> [62]

Durante a atividade normal, os músculos estão frequentemente activos enquanto estão a ser alongados. Isto é referido como uma contração excêntrica. Não existem provas sólidas de que a carga excêntrica conduza ao desenvolvimento de TrPs, mas, como Gerwin et al resumiram, existe uma grande sobreposição entre os mecanismos da contração excêntrica e o desenvolvimento de TrPs.

3.7 Sinais e sintomas da dor miofascial [63]

- Os sintomas incluem dor e sensibilidade dos músculos mastigatórios e, frequentemente, dor e limitação da excursão da mandíbula.
- Tanto <u>o bruxismo</u> do sono como <u>os distúrbios respiratórios do sono</u> (como a apneia obstrutiva do sono e a síndrome de resistência das vias aéreas

superiores) estão associados a cefaleias que são mais graves ao acordar e que diminuem gradualmente durante o dia. Esta dor deve ser distinguida da <u>arterite de células gigantes</u>.

- Os sintomas acordados, incluindo fadiga dos músculos da mandíbula, dor na mandíbula e dores de cabeça, geralmente pioram se o comportamento parafuncional continuar durante o dia.

- A mandíbula desvia-se quando a boca se abre, mas normalmente não tão repentinamente ou sempre no mesmo ponto de abertura como acontece com o <u>desarranjo interno da articulação temporomandibular</u>.

- Exercendo uma ligeira pressão sobre os dentes anteriores inferiores, o examinador pode esticar os músculos envolvidos e, assim, ajudar o doente a abrir a boca mais 1 a 3 mm para além da abertura máxima sem ajuda.

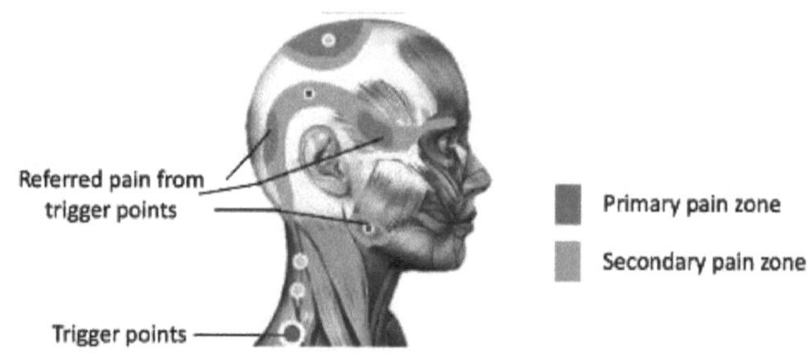

3.8 Diagnóstico da dor miofascial

CLASSIFICAÇÃO TAXONÓMICA DAS PERTURBAÇÕES TEMPOROMANDIBULARES [64]

I.   PERTURBAÇÕES DA ARTICULAÇÃO TEMPOROMANDIBULAR

1. Dor nas articulações

    A. Artralgia

    B. Artrite

2. Doenças das articulações

    A. Afecções discais

       i.   Deslocação do disco com redução

       ii.   Deslocação do disco com redução com bloqueio intermitente

       iii.   Deslocação do disco sem redução com abertura limitada

       iv.   Deslocação do disco sem redução sem abertura limitada

    B. Perturbações de hipomobilidade, exceto perturbações do disco

       i.   Adesões/aderência

       ii.   Anquilose

          a. Fibroso

          b. Osseo

    C. Perturbações de hipermobilidade

       i.   Deslocações

          a. Subluxações

          b. Luxações

3. Doenças das articulações

A. Doenças degenerativas das articulações

    i.   Osteoartrose

    ii.   Osteoartrite

B. Artrites sistémicas

C. Condilólise/ reabsorção condilar idiopática

D. Osteocondrite dissecante

E. Osteonecrose

F. Neoplasia

G. Condromatose sinovial

4. Fracturas

5. Doenças congénitas/do desenvolvimento

A. Aplasia

B. Hipoplasia

C. Hiperplasia

II.   PERTURBAÇÕES DOS MÚSCULOS DA MASTIGAÇÃO

1. Dores musculares

A. Mialgia

    i.   Mialgia local

    ii.   Dores miofasciais

    iii.   Dor miofascial com referenciação

B. Tendinite

C. Miosite

D. Espasmo

2. Contractura

3. Hipertrofia

4. Neoplasia

5. Perturbações do movimento

    A. Discinesia orofacial

    B. Distonia oromandibular

6. Dor muscular mastigatória atribuída a perturbações sistémicas/centrais da dor.

III.   **Dor de cabeça**

    1. Dor de cabeça atribuída a DTM

IV.   **Estruturas associadas**

    1. Hiperplasia coronoide

A DTM é a segunda condição músculo-esquelética mais comum (depois da dor lombar crónica) que resulta em dor e incapacidade. As DTM relacionadas com a dor podem afetar as actividades diárias, o funcionamento psicossocial e a qualidade de vida do indivíduo. [65]

Os doentes procuram frequentemente os médicos dentistas para tratar as suas DTM, especialmente as DTM relacionadas com a dor. São necessários critérios de diagnóstico para as DTM com definições operacionais simples, claras, fiáveis e válidas para a história, o exame e os procedimentos imagiológicos, de modo a efetuar diagnósticos físicos tanto em contextos clínicos como de investigação. Além disso, é necessária uma avaliação bio-comportamental do comportamento relacionado com a dor e do funcionamento psicossocial - uma parte essencial do processo de diagnóstico - que forneça as informações mínimas que permitam determinar se a perturbação da dor do doente, especialmente quando crónica, justifica uma avaliação multidisciplinar mais aprofundada. No seu conjunto, um novo critério de diagnóstico de eixo duplo para a DTM (DC/TMD) fornecerá critérios baseados em provas para o clínico utilizar na avaliação dos doentes e facilitará a comunicação relativamente a consultas, encaminhamentos e prognóstico. [65]

Os Research Diagnostic Criteria for Temporo- mandibular Disorders (RDC/TMD) têm sido o protocolo de diagnóstico mais utilizado na investigação das DTM desde a sua publicação em 1992. Este sistema de classificação baseava-se no modelo biopsicossocial da dor, que incluía uma avaliação física do Eixo I, utilizando critérios de diagnóstico fiáveis e bem operacionalizados, e uma avaliação do Eixo II do estado psicossocial e da incapacidade relacionada com a dor. O objetivo era fornecer simultaneamente um diagnóstico físico e identificar outras caraterísticas relevantes do doente que pudessem influenciar a expressão e, consequentemente, a gestão da sua DTM. [65]

Os principais passos subsequentes do RDC/TMD para o novo DC/TMD. Especificamente, em 2001, o Instituto Nacional de Investigação Dentária e Craniofacial (NIDCR), nos EUA, reconheceu a necessidade de avaliar rigorosamente a exatidão do diagnóstico do RDC/TMD de eixo duplo. [65]

As recomendações que se seguem representam uma nova DC/TMD baseada em provas, destinada a ser implementada imediatamente em contextos clínicos e de investigação. As 12 DTM comuns incluem artralgia, mialgia, mialgia local, dor miofascial, dor miofascial com referência, quatro distúrbios de deslocação do disco, doença articular degenerativa, subluxação e cefaleias atribuídas a DTM. [65]

MYALGIA [66]

Descrição - Dor de origem muscular que é afetada pelo movimento, função ou parafunção da mandíbula, e a replicação desta dor ocorre com testes de provocação dos músculos mastigatórios.

Critérios-

   _i._   **Historial -** Positivo em relação a ambos os seguintes aspectos:

      a. Dor no maxilar, na têmpora, no ouvido ou na parte da frente do ouvido

      b. A dor modifica-se com o movimento, a função ou a parafunção da mandíbula.

   _ii._   **Exame-** Positivo em relação a ambas as seguintes situações:

      a. Confirmação da localização da dor no(s) músculo(s) temporal(ais) ou masseter(es)

      b. Relato de dor familiar no(s) músculo(s) temporal(ais) ou masseter(es) com pelo menos um dos seguintes testes de provocação:

         1. Palpação do(s) músculo(s) temporal(ais) ou masseter(es) OU

         2. Movimento(s) máximo(s) de abertura sem assistência ou assistida

Os tipos de mialgia podem ser descritos da seguinte forma

    1. DOR MIOFASCIAL

    2. DOR MIOFASCIAL COM REFERENCIAÇÃO

DOR MIOFASCIAL [67]

Descrição - Dor de origem muscular, tal como descrita para a mialgia, com dor que se estende para além do local de palpação, mas dentro dos limites do músculo, quando se utiliza o protocolo de exame miofascial.

Critérios-

    i.   ***Historial -*** Positivo em ambos os casos

        a. Dor no maxilar, na têmpora, no ouvido ou na parte da frente do ouvido; E

        b. A dor modifica-se com o movimento, a função ou a parafunção da mandíbula.

    ii.   ***Exame-*** Positivo para todos os seguintes aspectos:

        a. Confirmação da localização da dor no(s) músculo(s) temporal(ais) ou masseter(es)

        b. Relato de dor familiar à palpação do(s) músculo(s) temporal(ais) ou masseter(es)

        c. Relato de dor que se estende para além do local de palpação, mas dentro do limite do músculo.

DOR MIOFASCIAL COM REFERENCIAÇÃO [68]

Descrição - Dor de origem muscular, tal como descrita para as mialgias, com reenvio da dor para além do limite do músculo que está a ser palpado quando se utiliza o protocolo de exame miofascial. Pode também estar presente uma dor de propagação.

<u>*Critérios-*</u>

    i.   <u>***Historial -***</u> Positivo em relação a ambos os seguintes aspectos:

         a. Dor no maxilar, na têmpora, na orelha ou à frente da orelha; E

         b. Dor modificada com movimentos, função ou parafunção da mandíbula

    ii.   <u>***Exame-***</u> Positivo para todos os seguintes aspectos:

         a. Confirmação da localização da dor no(s) músculo(s) temporal(ais) ou masseter(es); E

         b. Relato de dor familiar com palpação do(s) músculo(s) temporal(ais) ou mase\seter; E

         c. Relato de dor num local para além do limite do músculo que está a ser palpado.

<u>*PROCEDIMENTO DE DIAGNÓSTICO*</u> [69]

<u>*Artralgia*</u>

    i.   Confirmação da localização da dor na articulação

    ii.   Dor à palpação das articulações

         a. Pólo lateral

         b. Em torno do pólo lateral

         c. Local posterior

    iii.   Dor com amplitude de movimento

iv. Dor familiar com palpação ou amplitude de movimento

Mialgia

i. Confirmação da localização da dor num músculo mastigatório

ii. Dor à palpação muscular

   a. Temporal

   b. Masseter

   c. Região mandibular posterior

   d. Região submandibular

   e. Área pterigoide lateral

   f. Tendão do Temporal

iii. Dor com abertura máxima sem assistência ou assistida

iv. Dor familiar com palpação ou abertura

Mialgia local

i. Palpação sustentada sem identificação de dor disseminada ou padrões de referência

Dor miofascial

i. Palpação sustentada com identificação de dor disseminada, mas sem padrões de referência

Dor miofascial com encaminhamento

ii. Palpação sustentada com identificação de padrões de referência (pode também estar presente dor disseminada)

<u>Caraterísticas do protocolo de exame e historial do DC/TMD</u> (70)

Para os diagnósticos de mialgia e dos três tipos de mialgia, apenas é necessária a palpação dos músculos temporal e masseter; a palpação obrigatória do tendão temporal, da área pterigoide lateral, da região submandibular e da região mandibular posterior foi eliminada devido à fraca fiabilidade, e o não exame destas áreas não afecta significativamente a validade destes diagnósticos. Por exemplo, a área pterigoide lateral é normalmente sensível em casos não relacionados com a doença, o que leva a falsos positivos quando se utiliza o RDC/TMD. Também não é comum que esses outros locais sejam dolorosos à palpação quando os músculos masseter ou temporal não o são, mas eles podem ser incluídos como parte do exame quando clinicamente indicados ou para questões específicas de pesquisa. Pela mesma razão, a palpação do aspeto posterior da ATM através do meato auditivo externo também foi eliminada, mas pode ser usada quando indicada.

O diagnóstico RDC/TMD original de dor miofascial com abertura limitada ainda não demonstrou uma utilidade clínica única e foi eliminado na nova DC/TMD. O diagnóstico RDC/TMD original remanescente de dor miofascial foi reorganizado na nova DC/TMD em duas novas perturbações com validade de critério: mialgia (como uma subclasse das perturbações de dor muscular) e dor miofascial com referência (como um tipo de mialgia);. Embora os critérios de diagnóstico para a mialgia local e a dor miofascial, como tipos de mialgia, tenham validade de conteúdo, a validade de critério não foi estabelecida. A dor miofascial com referenciação é uma perturbação clínica distinta com convergência central, responsável pela referenciação da dor para outros locais anatómicos. A dor referida tem utilidade clínica para, no mínimo, o diagnóstico diferencial no que diz respeito à identificação de dor noutras localizações anatómicas, incluindo dor referida aos dentes que, em última análise, se revela ser dor de origem muscular.

História e exame

Durante a anamnese e o exame físico, devem ser procurados factores precipitantes e perpetuantes da MFP.

Deve-se também procurar sinais amarelos ou indicadores de factores psicossociais associados à síndrome de dor crónica. Os sinais de alerta ou indicadores de patologias musculoesqueléticas graves concomitantes, como fracturas, défices neurológicos, malignidade e infeção, devem ser excluídos.

Durante a inspeção, deve ser observada a assimetria da postura e a restrição da amplitude de movimentos activos e passivos. Deve também ser registado um padrão de movimento anormal resultante de dor e tensão miofascial.

A palpação é o método básico de diagnóstico. Para sentir e localizar a tuberculose com precisão, é importante relaxar adequadamente os músculos que estão a sofrer dores e espasmos. Isto é essencial para que o tratamento subsequente com agulhas seja eficaz. O relaxamento pode ser conseguido mecanicamente, aproximando passivamente a origem de um músculo da sua inserção. O relaxamento também pode ser conseguido através de técnicas neuromusculares, tal como se explica na secção de exercícios abaixo. O relaxamento muscular ideal deve ser alcançado antes de uma palpação eficaz, utilizando os seguintes métodos:

i. Palpação plana: Com o ventre dos dedos, para uma avaliação inicial do tónus muscular, para detetar eventuais espasmos ou sensibilidade superficial.

ii. Palpação da ponta dos dedos: Através das fibras musculares para a TB e TRP/TS em pequenos músculos superficiais.

iii. Palpação em pinça: Entre o polegar e os dedos, para os músculos acessíveis, como o esternocleidomastóideo, o trapézio superior, o peitoral maior, o grande dorsal e os adutores da anca.

iv. Palpação com a mão subjacente: Uma mão aplica pressão enquanto a mão subjacente palpa os músculos profundos, como os músculos glúteos e o piriforme.

4. GESTÃO PROTÉTICA

A síndrome da dor miofascial é um problema clínico comum de dores musculares causadas por pontos-gatilho miofasciais (MTrPs). Com base nas seguintes provas obtidas a partir de observações clínicas e da investigação científica fundamental, a existência e a natureza dos MTrPs são agora amplamente aceites. [71]

As provas mostram que

1) A compressão do MTrP pode reproduzir ou agravar a queixa habitual do doente (reconhecimento da dor) e a eliminação (ou, mais apropriadamente, a inativação) do MTrP pode aliviar quaisquer sintomas de desconforto;

2) Padrões semelhantes de dor referida podem ser provocados em diferentes pacientes pela compressão dos MTrP em cada músculo individual;

3) A estimulação de alta pressão (incluindo massagem de pressão profunda e agulhas) no MTrP pode suprimir a dor;

4) O agulhamento dos pequenos loci (nociceptores, definidos como loci sensíveis ou loci de resposta local ao twitch [LTR]) na região dos MTrP pode induzir dor e dor referida, bem como LTR que pode ser registada electromiograficamente;

5) O alívio imediato da dor dos MTrP pode ser alcançado se os LTRs forem provocados durante o agulhamento dos MTrP;

6) Todos os MTrP estão localizados na zona da placa terminal, e o ruído da placa terminal (EPN) pode ser registado mais frequentemente numa região de MTrP do que numa região com tecido muscular normal;

7) Os estudos electromicroscópicos e ultra-sónicos fornecem provas morfológicas de bandas tensas e nós de contração na região MTrP (zona da placa terminal).

O MTrP foi definido como um ponto hiperirritável (hiper-sensível) numa banda tensa de fibras musculares esqueléticas. Um MTrP latente (sensível, mas não espontaneamente doloroso) pode tornar-se um MTrP ativo (sensível e espontaneamente doloroso) secundário a uma lesão patológica. Após o tratamento adequado da lesão, o MTrP ativado pode ser suprimido para o seu estado inativo. No entanto, a MTrP nunca desaparece, sendo apenas convertida de ativa em latente. A síndrome da dor miofascial é um fenómeno de dor causado pela ativação de PTM latentes devido a determinadas condições patológicas, incluindo tensão muscular ligeira repetitiva crónica, má postura, doença sistémica ou lesão neuromusculoesquelética (como tensão, entorse, entesopatia, artrite ou lesão do disco vertebral).

Tratar as lesões etiológicas subjacentes - A estratégia mais importante da terapia da dor miofascial [72]

Em observações clínicas, a dor miofascial pode ser facilmente suprimida pela injeção de MTrP, mas recorre frequentemente no espaço de alguns dias a algumas semanas se a lesão patológica relacionada não for eliminada. Só quando a lesão etiológica subjacente é completamente eliminada é que os MTrP activos podem ser permanentemente inactivados (salvo nova lesão).

Inativação de MTrP

O tratamento dos MTrP activos pode ser necessário em determinadas situações. Se a(s) lesão(ões) etiológica(s) subjacente(s) for(em) tratada(s) adequadamente, a dor residual dos MTrP geralmente desaparece logo em seguida. No entanto, se a dor persistir, quaisquer MTrPs activos residuais (aqueles que causam dor persistente mesmo depois de a lesão etiológica ter sido eliminada) também terão de ser tratados. Por vezes, a lesão etiológica que causa a ativação dos MTrP não pode ser identificada, mas a dor dos MTrP é grave. Nestes casos, a inativação dos MTrP também será necessária. Em muitas situações, a libertação da tensão muscular após a inativação dos MTrP pode melhorar a circulação local e, subsequentemente, facilitar a cura da lesão etiológica subjacente. A liberação da tensão muscular também pode aumentar a amplitude de movimento e melhorar o estado funcional do músculo.

Para inativar os MTrPs, devem ser considerados os seguintes princípios. [72]

1. **Reconhecimento da dor**: É importante confirmar que os MTrP a tratar são os que causam a queixa ou o desconforto habitual do doente. Muitos MTrP latentes que rodeiam o MTrP ativo são sensíveis, mas não são os responsáveis pelos problemas de dor do doente.

2. **Identificação da MTrP chave**: Quando uma MTrP se torna muito ativa (hiperirritável), outras MTrPs latentes na zona referida da MTrP hiperirritável podem também ser activadas. Estas MTrP recentemente desenvolvidas são conhecidas como MTrP satélite ou MTrP secundárias, enquanto a MTrP original é conhecida como MTrP chave ou primária.

3. **Terapia conservadora versus terapia agressiva**: Os MTrP activos devem ser tratados de forma conservadora (tratamento não invasivo, incluindo fisioterapia) antes de se considerar uma terapia agressiva (tratamento invasivo, incluindo injeção e cirurgia). Este princípio deve ser aplicado de forma semelhante ao tratamento das lesões etiológicas subjacentes.

4. **MTrPs agudos versus MTrPs crónicos**: Numa fase aguda, os PTM activos estão normalmente relacionados com o mecanismo de defesa do

corpo que protege uma lesão traumática aguda. Na maioria destes casos, a dor dos PTM ocorre apenas durante a contração dos músculos envolvidos. A menos que a dor dos MTrP se torne intolerável, os MTrP activos não devem ser inactivados numa fase aguda. Em vez disso, deve ser administrada fisioterapia à lesão primária aguda (lesão etiológica). Quando a lesão aguda é tratada adequadamente, os PTM activos induzidos pelo trauma desaparecem normalmente sem qualquer tratamento direto. No entanto, nos casos em que a dor se torna intolerável, pode ser necessária a inativação dos PTM numa fase aguda.

5. **<u>MTrPs ligeiros versus MTrPs graves</u>**: A inativação sequencial dos MTrP pode ser aplicada para controlar a dor grave dos MTrP causada pela síndrome da dor regional complexa (tipo I). Nestes casos, a lesão etiológica subjacente não pode ser tratada localmente devido à dor intensa e à alodinia. A inativação dos MTrP satélite (localizados distais) pode reduzir a sensibilidade dos MTrP chave (localizados proximais), o que permite o tratamento dos MTrP chave. Consequentemente, a lesão etiológica localizada proximalmente pode ser tratada localmente. Os PTM crónicos ou recorrentes são normalmente causados por uma inflamação persistente na lesão etiológica ativa. Em alguns casos, os PTM estão tão disseminados que a dor se torna intolerável e começa a interferir na vida quotidiana. Estes PTM hiperactivos devem ser controlados mesmo que a lesão etiológica subjacente ainda não esteja curada ou não tenha sido identificada.

6. **<u>MTrPs superficiais versus MTrPs profundos</u>**: Um dos métodos mais eficazes para controlar a dor dos MTrP é a massagem de pressão profunda. Esta técnica pode ser facilmente aplicada nos PTM superficiais, mas não nos profundos. Os PTM profundos devem ser tratados com alongamentos

ou outros métodos, como ultra-sons, laser, acupressão, acupunctura ou injeção local.

7. **<u>Factores de perpetuação</u>**: Os factores de perpetuação são aqueles que podem fazer com que os MTrP activos persistam ou agravem a dor dos MTrP. Para que o tratamento dos MTrPs seja ótimo, estes factores têm de ser evitados, corrigidos ou eliminados.

8. **<u>Educação do doente e programa domiciliário</u>**: As causas, a fisiopatologia, os princípios de tratamento e prevenção e as possíveis complicações do tratamento devem ser explicados aos doentes de forma clara e cuidadosa antes de iniciar qualquer tratamento. As técnicas de autocuidado e os programas para o domicílio, como alongamentos, massagem focal, aplicação de calor local e exercício terapêutico, devem ser demonstrados aos doentes e/ou familiares.

Opções de tratamento não farmacológico minimamente invasivo

Libertação miofascial [73]

Têm sido utilizados vários métodos não farmacológicos para ajudar a aliviar a dor crónica da dor miofascial. A libertação miofascial é um dos métodos não farmacológicos que pode ser aplicado de duas formas diferentes, utilizando a libertação miofascial direta, que envolve uma pressão lenta e sustentada aplicada a áreas de tensão muscular com o objetivo de aplicar força suficiente para esticar a fáscia. A libertação miofascial indireta envolve a utilização das mãos para segurar a fáscia num estiramento suave, aplicando apenas uma pequena força ao longo da direção das restrições fasciais, permitindo que a fáscia restringida se desenrole por si própria. No entanto, o objetivo de ambas as técnicas é quebrar as aderências fascias patológicas, reduzindo assim a rigidez muscular. Embora os dados que demonstram a eficácia da libertação miofascial (MFR) sejam escassos, uma revisão sistemática efectuada por Kalichman e Ben David de 8 ensaios clínicos aleatórios (n = 457) indicou que, embora todos os 8 ensaios clínicos aleatórios tenham constatado uma redução da dor e uma melhoria da função em resultado da libertação miofascial, apenas 3 deles tiveram um efeito suficiente para serem considerados clinicamente significativos no seguimento a curto prazo (até 2 meses).

Agulhamento seco [74]

O agulhamento seco é uma abordagem não farmacológica para o tratamento da dor associada à dor miofascial. O agulhamento a seco é um procedimento terapêutico minimamente invasivo que envolve a inserção de uma agulha filiforme fina sem furo nos MTrP sem a adição de soluções ou agentes farmacológicos locais. A agulha é inserida até causar uma LTR e depois é retirada. Embora o mecanismo de ação do agulhamento a seco seja debatido, pensa-se que o agulhamento a seco proporciona alívio através da teoria do controlo da dor. Numa revisão sistemática, Liu et al. examinaram 11 ensaios clínicos aleatórios que compararam o agulhamento seco com outras modalidades de tratamento (por exemplo, agulhamento seco simulado e acupunctura); os resultados mostraram que o agulhamento seco proporciona uma redução significativa da intensidade da dor após a intervenção e uma melhoria funcional quando comparado com o tratamento alternativo.

No entanto, uma revisão de Rodriguez-Mansilla et al. foi mais cética, citando inconsistências nos resultados e eficácia superior de tratamentos alternativos, como injecções de lidocaína e corticosteróides. Gerber et al. tentaram clarificar alguma da ambiguidade rotulando os participantes como "respondedores" ou "não respondedores". Verificaram que, como resultado do tratamento com agulhas secas, os MTrP de muitos doentes passaram de activos (espontaneamente dolorosos) a latentes (dolorosos apenas à palpação). Os investigadores rotularam estes participantes como respondedores e descobriram que este grupo experimentou uma analgesia significativamente maior do que os não respondedores. As implicações deste facto são que, se os doentes obtiverem analgesia após o primeiro tratamento, é mais provável que obtenham um benefício sustentado; assim, estes doentes podem ser melhores candidatos ao agulhamento seco.

A eficácia do agulhamento seco foi comparada com várias modalidades terapêuticas alternativas, incluindo a terapia manual, a estimulação eletrónica transcutânea do nervo, o Botox e as injecções de lidocaína.

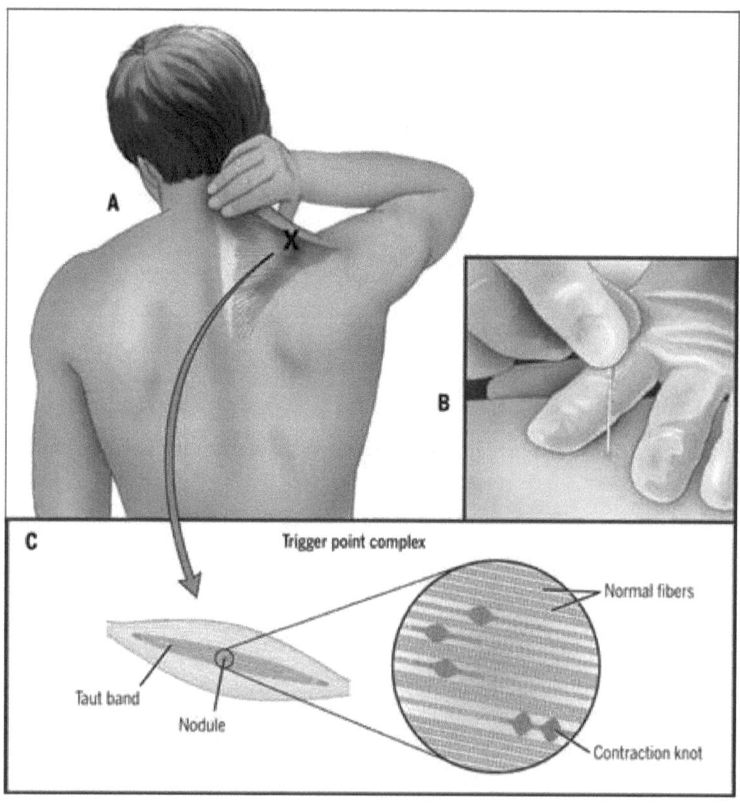

Agulhamento seco profundo de pontos de gatilho localizados no músculo pterigoide lateral: Eficácia e segurança do tratamento para a gestão da dor miofascial e da disfunção temporomandibular (74)

O objetivo era determinar se o agulhamento seco profundo (DDN) dos pontos de gatilho (TPs) no músculo pterigoide lateral (LPM) reduziria significativamente a dor e melhoraria a função, em comparação com a medicação com metocarbamol/paracetamol.

Material e Métodos: Quarenta e oito doentes com dor miofascial crónica localizada no MPL foram selecionados e distribuídos aleatoriamente por um de dois grupos (grupo de teste DDN, n=24; grupo de controlo tratado com fármacos, n=24). O grupo de teste recebeu três aplicações de agulhas no MPL uma vez por semana durante três semanas, enquanto os doentes do grupo de controlo receberam dois comprimidos de uma combinação de metocarbamol/paracetamol de seis em seis horas durante três semanas. As avaliações foram efectuadas antes do tratamento, 2 e 8 semanas após a conclusão do tratamento.

Conclusões: A DDN de PTs no MPL mostrou melhor eficácia na redução da dor e na melhoria da abertura máxima da boca, lateralidade e movimentos de protrusão em comparação com o tratamento com metocarbamol/paracetamol. Não foram observados eventos adversos em relação ao DDN.

Acupunctura (76)

A Acupunctura (AcP) é uma abordagem não farmacológica para o tratamento da dor miofascial. A acupunctura envolve a inserção e a subsequente manipulação de agulhas em pontos específicos do corpo. Normalmente, as agulhas são deixadas inseridas durante um curto período de tempo e podem ser suavemente deslocadas ou rodadas. A crença tradicional chinesa defendia que esta prática ajudava a equilibrar a energia de uma pessoa, mas a medicina ocidental moderna sugere um mecanismo de ação semelhante à teoria do controlo da porta do agulhamento seco e propôs que o agulhamento seco e a AcP são essencialmente a mesma coisa. No entanto, foi feita uma distinção entre os dois, sendo que o agulhamento seco visa os MTrP, enquanto o agulhamento em AcP é direcionado para padrões ou meridianos específicos ao longo do corpo humano. Uma revisão sistemática efectuada por Wang et al. examinou 16 estudos (n = 477) sobre a eficácia do AcP na dor miofascial e encontrou melhorias significativas na dor e redução da irritabilidade após apenas uma sessão. Os autores observaram que estes efeitos analgésicos eram significativos apenas quando a AcP era utilizada para atingir pontos de gatilho, mas não foram observados efeitos analgésicos com a utilização de pontos tradicionais de AcP.

Estimulação eléctrica nervosa transcutânea [76]

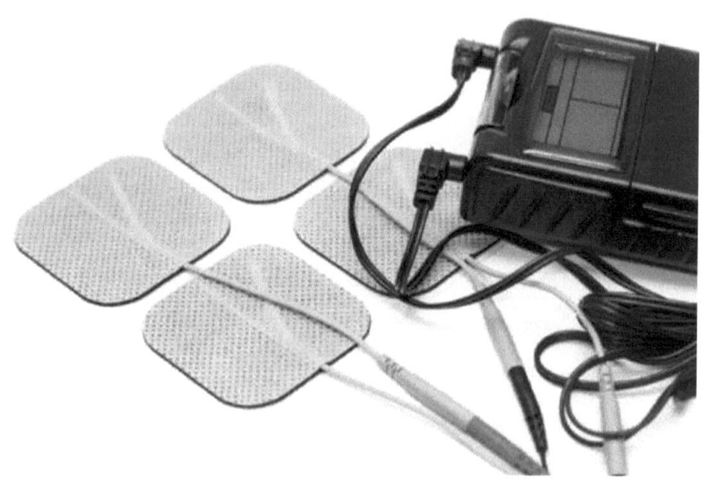

A estimulação eléctrica nervosa transcutânea (TENS) envolve a aplicação de eléctrodos adesivos na pele com subsequente estimulação eléctrica das áreas dolorosas. Podem ser aplicadas diferentes combinações de intensidade e frequência de estimulação eléctrica, mas a frequência elevada é normalmente associada a uma intensidade baixa e vice-versa. Embora não existam diretrizes concretas que descrevam a combinação destas variáveis que produz a maior eficácia, acredita-se que a intensidade é o fator mais importante e que o tratamento deve produzir uma sensação forte, mas não dolorosa, para uma eficácia máxima. O mecanismo de ação da TENS pode ser multifatorial, mas acredita-se que as contracções musculares induzidas pela TENS podem normalizar as concentrações de acetilcolina na placa motora, o que pode ajudar a relaxar as bandas musculares tensas. Apesar de não ter sido investigado exaustivamente no contexto da SPM, os dados existentes sobre a eficácia do TENS na dor miofascial parecem ser modestamente favoráveis.

Terapia por corrente interferencial [76]

A terapia por corrente interferencial (IFC) envolve a aplicação de correntes alternadas de média frequência, que se pensa aumentarem o fluxo sanguíneo e reduzirem a dor. Diz-se que é vantajosa em relação à TENS porque gera uma frequência modulada em amplitude (AMF), o que lhe permite penetrar mais profundamente do que a TENS. Apesar da sua eficácia, a IFC demonstrou ser semelhante à TENS. Alguns pequenos estudos demonstraram que o IFC pode ser benéfico no tratamento da MPS, mas são necessárias mais pesquisas para determinar sua eficácia.

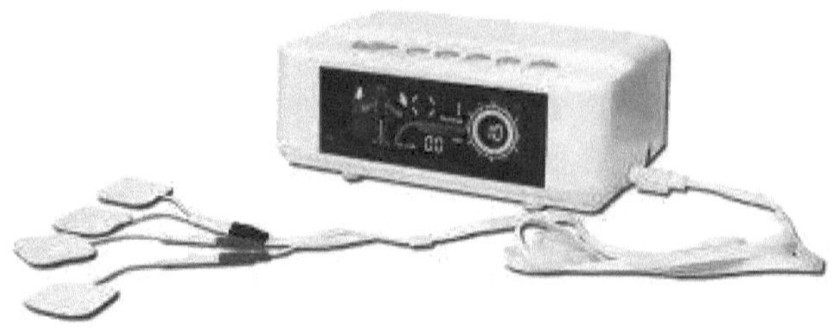

Biofeedback [76]

O biofeedback é outra abordagem não farmacológica para gerir a dor miofascial. Neste método, os participantes podem receber feedback em tempo real sobre informação biológica, como o ritmo cardíaco e o tónus muscular, que pode ser interpretada pelo participante e utilizada para alterar o seu comportamento. A informação é normalmente apresentada ao doente através de um ecrã visual, som ou vibração. Para as síndromes de dor músculo-esquelética, como a dor miofascial, o biofeedback de eletromiograma pode fornecer informações sobre a contração dos músculos, para garantir que actividades como os alongamentos e o exercício estão a ser feitas de forma adequada. O biofeedback requer a participação ativa do doente e destina-se também a melhorar as capacidades de lidar com a dor e a resposta psicológica à mesma. A sua utilização específica na MFP foi pouco estudada, pelo que pouco se sabe sobre a sua eficácia.

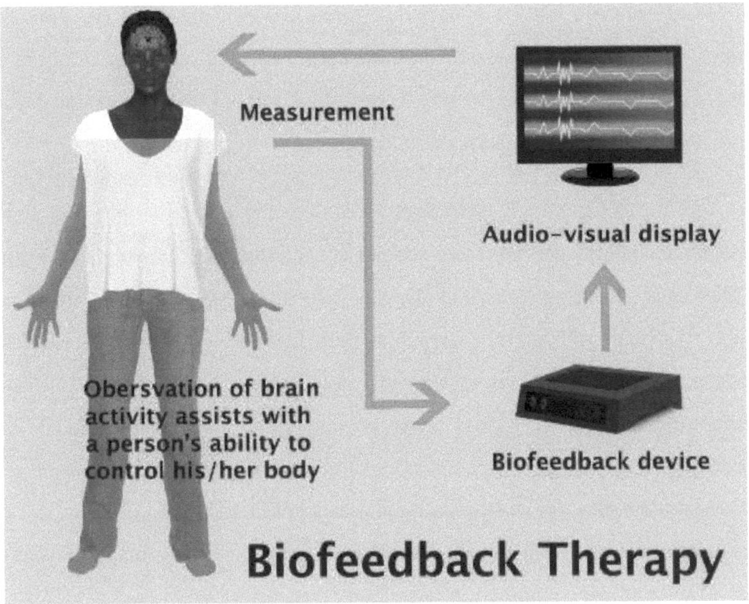

Injecções de pontos de gatilho [77]

As injecções de pontos-gatilho são a modalidade de tratamento mais comum no tratamento da MFP resistente. As injecções de pontos-gatilho têm sido realizadas há anos para tratar a dor músculo-esquelética. Os pontos de gatilho continuam a ser o sinal de exame físico mais caraterístico da dor miofascial, com um ponto sensível numa banda tensa e uma referência de dor reconhecida ou prevista. Embora as injecções de pontos de gatilho sejam realizadas para qualquer tipo de dor, são mais frequentemente realizadas para dores de cabeça e pescoço. Os músculos trapézio superior, esternocleidomastóideo e temporal são normalmente tratados com injecções de pontos de gatilho para dores de pescoço crónicas e dores de cabeça de tipo tensional.

Um estudo mostrou que os pontos de gatilho estavam presentes em 94% dos doentes com enxaqueca, em comparação com 29% dos controlos. Embora as injecções de pontos-gatilho tenham sido realizadas com base no exame físico, foram propostos MTrPs guiados por ultra-sons.

Uma revisão exaustiva de Kumbhare et al. descreveu em pormenor a sono-anatomia dos pontos-gatilho e a correlação das caraterísticas físicas com o exame de ultra-sons. A sua síntese de evidências identificou 31 referências, das quais apenas 2 estudos utilizaram o ultrassom para localizar os MTrP. Os restantes estudos utilizaram muito provavelmente uma "técnica cega". A revisão destes estudos indicou que a técnica cega proporcionou melhorias variáveis nas classificações de dor da escala visual analógica; no entanto, os 2 estudos que utilizaram ultra-sons demonstraram melhorias significativas nas classificações de dor, aumentaram o LTR e reduziram significativamente o número de MTrP agulhados, bem como o número de sessões de tratamento. Entre os dois estudos, o maior, que envolveu 133 doentes, realizado por Bubnov e Wang, aplicou injecções de pontos de gatilho no músculo pterigopalatino guiadas por ultra-sons, demonstrando uma melhoria significativa numa grande proporção de doentes. Também estudaram 44 doentes com dores musculares no ombro, mostrando novamente melhorias significativas com injecções guiadas por ultra-sons.

A metodologia de consenso de peritos sobre injecções de pontos de gatilho para perturbações de cefaleias descreveu vários estudos aleatórios e observacionais que demonstram melhorias; no entanto, as injecções de pontos de gatilho miofasciais podem estar associadas a potenciais riscos, apesar de serem técnicas minimamente invasivas. Foram descritos efeitos adversos como contraturas fibrosas e contraturas, lesões nervosas, abcessos, gangrena, pneumotórax e reacções locais e sistemáticas. Também foi descrito que a utilização de ultra-sons pode reduzir significativamente as taxas de complicações com melhoria dos resultados.

Estratégias adicionais [77]

Dado que a MPS é tipicamente crónica e difícil de tratar, são normalmente utilizadas estratégias adjuvantes, não totalmente apoiadas na literatura atual, muitas vezes com efeitos benéficos. Algumas terapias alternativas adicionais incluem a massagem terapêutica, especialmente a massagem de tecidos profundos, que tem sido utilizada há séculos. Outras incluem a meditação e as técnicas de relaxamento, bem como o tai chi. Finalmente, as alterações nutricionais, a canábis e os probióticos são descritos como potenciais terapias produtivas.

Modalidades de tratamento farmacológico [78]

Anti-inflamatórios não esteróides (NSAID)

Os anti-inflamatórios não esteróides (AINE) são frequentemente utilizados para o alívio da dor; no entanto, a sua utilização em distúrbios de dor crónica é limitada devido aos efeitos adversos gastrointestinais (GI) e renais. Estes incluem, mas não se limitam a, dispepsia, ulceração e hemorragia gastrointestinal, edema periférico e falência de órgãos. Os AINEs ajudam a aliviar a dor através da inibição da enzima ciclo-oxigenase (COX) e, por conseguinte, da inibição da síntese de prostaglandinas, o que permite reduzir a sensibilização e a excitação dos nociceptores periféricos. Existem provas limitadas que apoiam a utilização de AINEs orais para o tratamento da MFP. A este respeito, os AINEs administrados topicamente têm-se mostrado eficazes. Num ensaio de controlo prospetivo e aleatório (RCT) com 153 doentes, Hsieh et al. demonstraram que o diclofenac sódico tópico, administrado sob a forma de adesivo, proporcionava alívio da dor e melhorava a função em doentes com SPM do trapézio superior, quando comparado com doentes a quem foi administrado um adesivo de mentol.

Antidepressivos tricíclicos [78]

Os antidepressivos tricíclicos (TCA) têm uma grande variedade de utilizações no tratamento da depressão e de várias síndromes de dor. As doses típicas de amitriptilina variam de 20 a 100 mg por dia para o tratamento da MFP. As ACC podem proporcionar analgesia através da inibição da recaptação da serotonina e da norepinefrina (NE) ao longo das vias descendentes da dor espinal. As ACC também exercem efeitos nos canais de sódio e nos receptores de histamina. Os estudos que investigaram a eficácia dos ACC na SPM demonstraram um benefício significativo. Haviv et al. demonstraram efeitos favoráveis dos antidepressivos tricíclicos em doentes com dor facial persistente e sensibilidade dos músculos regionais. A amitriptilina foi considerada eficaz em doentes com cefaleias de tensão crónicas e dor crónica associada a perturbações temporomandibulares.

Relaxantes musculares [78]

Foi investigada a eficácia de vários relaxantes musculares no tratamento da MFP. Estes incluem a ciclobenzaprina, o baclofeno, a tizanidina, o clonazepam e outras benzodiazepinas, e a orfenadrina. A ciclobenzaprina proporciona analgesia através da inibição da recaptação de NE no locus coeruleus e da inibição das vias serotoninérgicas descendentes na medula espinal. O clonazepam e outras benzodiazepinas actuam nos canais de cloreto para aumentar os receptores GABA-A, resultando na inibição em locais pré-sinápticos e pós-sinápticos na medula espinal. Os relaxantes musculares funcionam diminuindo o tónus do músculo esquelético, aliviando assim o aumento da atividade muscular observado na MPS. Os relaxantes musculares podem causar efeitos adversos, que podem incluir sedação, tontura, depressão, efeitos anticolinérgicos e ataxia. Com base na literatura atual, não existem provas significativas da utilização de relaxantes musculares no tratamento de qualquer tipo de dor músculo-esquelética. Além disso, as benzodiazepinas estão contra-indicadas devido ao seu potencial de abuso e ao aumento das mortes relacionadas com os opiáceos.

Outro relaxante muscular, a tizanidina, um agonista alfa-2 adrenérgico, também tem sido recomendado; no entanto, está associado a efeitos secundários adicionais, incluindo hipotensão, bradicardia, frequência urinária e visão turva, para além da falta de eficácia comprovada.

Anestésicos locais [78]

A lidocaína funciona como um bloqueador inespecífico dos canais de sódio, estabilizando as membranas celulares neuronais e inibindo o início e a condução dos impulsos nervosos. Os possíveis efeitos secundários das injecções de lidocaína incluem anafilaxia, depressão do SNC, convulsões e arritmias.

Xie et al. investigaram a eficácia das injecções de lidocaína no músculo trapézio para a dor cervical crónica associada a MTrP num estudo observacional prospetivo de 120 doentes. Determinaram que a terapia de injeção de lidocaína reduziu significativamente o grau e a frequência da dor cervical nos doentes após 6 meses de tratamento.

Firmani et al. examinaram a utilização de adesivos de lidocaína em vez de injecções para a dor cervical devida a MTrP e concluíram que os adesivos de lidocaína a 5% proporcionavam alívio da dor quando comparados com o grupo placebo. Affaitati et al. compararam a eficácia da injeção de lidocaína com o adesivo de lidocaína e concluíram que ambos eram igualmente eficazes no alívio da dor miofascial, mas que o desconforto da terapia era menor com o adesivo de lidocaína. Mais recentemente, Affaitati et al. exploraram a utilização de uma injeção de lidocaína versus um gel tópico de nimesulida (um AINE) no tratamento da MTrP cervical. Não encontraram qualquer diferença na eficácia entre os dois grupos de tratamento, mas verificaram um menor desconforto no tratamento com o gel de nimesulida. Estes resultados encorajam a utilização de um penso de lidocaína ou de um gel de AINE tópico para a MPS em vez da injeção de lidocaína.

Historicamente, as injecções de anestésicos locais têm sido utilizadas no tratamento da dor desde 1901 sob a forma de injecções epidurais. Os dados relacionados com a eficácia do anestésico local com ou sem esteróides estendem-se não só às injecções epidurais, mas também a vários outros tipos de injecções, incluindo intervenções nas articulações facetárias, injecções nos pontos de gatilho e infusões de anestésico local. Além disso, vários estudos demonstraram o efeito a longo prazo do anestésico local com administração epidural e bloqueios nervosos através de múltiplos mecanismos, que incluem o bloqueio neural que altera a entrada nociceptiva, o mecanismo reflexo das fibras aferentes, a atividade auto-sustentada dos neurónios e o padrão das actividades neuronais centrais.

Além disso, os estudos também demonstraram que os corticosteróides não proporcionaram qualquer benefício adicional significativo na infiltração de nervos para a hérnia discal lombar. Foram também levantadas várias questões relacionadas com o conflito ou confluência de interesses e a falta de compreensão da utilidade clínica na síntese de provas. Apesar da extensa literatura ou da eficácia das técnicas de intervenção com análise da utilidade clínica e dos custos, a sua utilização tem vindo a diminuir e a ser criticada. Continuam a existir discussões significativas em relação à sua necessidade e indicações médicas.

Toxina Botulínica [78]

A toxina botulínica (Botox) funciona impedindo a libertação de acetilcolina na junção neuromuscular, a fim de evitar a hiperatividade muscular e o espasmo. Também impede a libertação de neurotransmissores da dor nos neurónios sensoriais primários. Existem muitos efeitos secundários possíveis do Botox, que incluem fraqueza muscular excessiva ou adjacente indesejada, reação de hipersensibilidade, anafilaxia, disreflexia autonómica, compromisso respiratório, retenção urinária, miastenia gravis e paralisia facial. Várias investigações sobre a eficácia do Botox no tratamento de casamentos apresentam dados contraditórios, com vários estudos a mostrarem uma eficácia significativa do Botox, enquanto alguns estudos mostram uma eficácia igual em comparação com a manipulação facial, enquanto outros não encontram qualquer benefício.

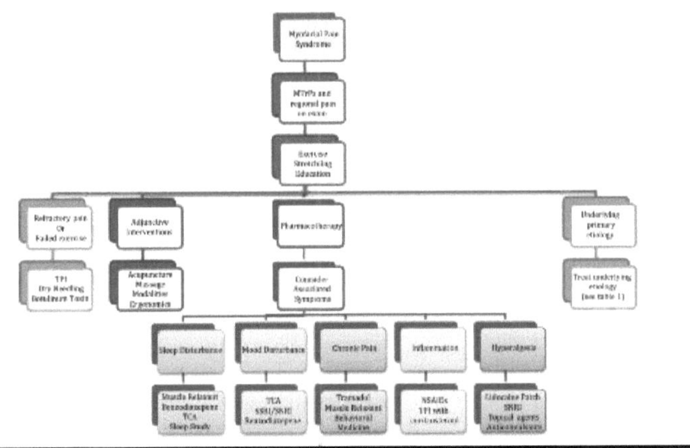

Revisão da literatura:

Comparação das Eficácias dos Métodos de Agulhamento Seco e Botox no Tratamento da Síndrome Dolorosa Miofascial que Afecta a Articulação Temporomandibular [79]

Antecedentes: Comparar a eficácia dos métodos de injeção de toxina botulínica-A e agulhamento seco no tratamento de pacientes com síndrome de dor miofascial (SPM) na articulação temporomandibular (ATM).

Métodos: Neste estudo prospetivo, 40 pacientes com MPS (29 mulheres, 11 homens) foram aleatoriamente designados para os grupos de injeção de toxina abobotulínica-A (Grupo 1, n 1/4 20) ou agulhamento seco (Grupo 2, n 1/4 20). A dor, a crepitação, a limitação funcional, a abertura máxima da boca e a força da mandíbula foram avaliadas no início e após 6 semanas, e os resultados em ambos os grupos foram comparados.

Conclusões: Os autores sugerem que a injeção de toxina abobotulínica-A e o agulhamento seco produzem resultados terapêuticos satisfatórios no que diz respeito ao alívio da dor e à restauração da função em pacientes com MPS envolvendo a ATM.

A importância de quebrar o ciclo da dor no tratamento da MPDS; o papel dos splints oclusais [80]

A dor crónica é um padrão habitual gerado pelo sistema nervoso central (SNC) que deve ser quebrado antes de se tentar tratar a síndrome de disfunção da dor miofascial.

A dor crónica é um processo somatossensorial não fisiológico e extraordinário que pode ter lugar no sistema nervoso periférico ou central e que se mantém para além do período de tempo normalmente esperado relativamente à existência de um estímulo. Este cenário, embora um pouco explicativo, apenas fornece uma parte da história. A dor crónica é muitas vezes clandestinamente ambígua e pode ser difícil identificar a sua causa primária. A perceção da dor resulta do somatório e do culminar do processo de transdução nervosa que surge dos nociceptores periféricos temporariamente estimulados e afectados. Os nociceptores podem ser específicos para estímulos dolorosos ou podem ser geralmente sensíveis a uma vasta gama de estímulos mecânicos, térmicos, químicos e/ou eléctricos. As respostas nociceptivas são transmitidas de locais periféricos para o SNC através de fibras nervosas mielinizadas (tipo A-delta) ou não mielinizadas (tipo C).

A dor miofascial do sistema mastigatório constitui um dos problemas crónicos mais importantes encontrados na prática clínica dentária. A dor é um fator crítico na evolução deste problema crónico, porque a dor aumenta a contração muscular, e mais espasmos resultantes do excesso de contracções aumentam o nível de dor. O alongamento do tempo de contração leva à formação de pontos de gatilho.

Na literatura, a oclusão dentária parece ser um agente causal chave para a MFP, porque todos os tipos de sugestões de tratamento para a MFP têm como objetivo alterar a oclusão de alguma forma. Num estudo realizado por Laskin et al., os autores observaram que, apesar de muitos aspectos da MFP serem controversos ou inexplorados, a maioria dos investigadores e clínicos parece concordar que a maioria dos doentes com MFP relata uma melhoria relativamente rápida ou uma redução dos sintomas com a terapia com talas. A terapia com splint é um determinante de oclusão muito eficaz porque quando o splint é colocado entre os dentes oclusivos, a oclusão muda drasticamente, o que pode rapidamente quebrar o padrão gerador de dor. No entanto, todos os investigadores concordam que um protocolo de terapia com talas deve ser efectuado apenas por clínicos qualificados.

Existem muitos tipos de talas em medicina dentária, tais como talas personalizadas, talas pré-fabricadas, talas posteriores, talas anteriores, talas duras, talas moles, etc. Cada tala é descrita em pormenor pelo seu defensor. Os seguintes factores devem ser tidos em conta durante a construção da tala: [80]

1. **O protocolo de tratamento deve ser fornecido por médicos qualificados**
2. **Todas as actividades mastigatórias podem ser alteradas através da alteração da oclusão**
3. **A terapia com talas altera as relações oclusais entre os dentes, o que altera a atividade neuromuscular em conformidade**
4. **A hiperatividade prolongada dos músculos pode causar um aumento da transmissão sináptica. Consequentemente, as longas durações das**

contracções diminuem os níveis de limiar do potencial de ação e diminuem o limiar de dor do doente.

5. **Durante a utilização de uma tala, deve ser efectuado um acompanhamento cuidadoso; se ocorrerem complicações decorrentes do tratamento com a tala, a terapia deve ser imediatamente interrompida.**

6. **Se a tala for utilizada apenas para uma correção oclusal temporária, um período de utilização de 3-4 dias deve ser suficiente. As melhores talas a utilizar para este fim são as talas hidrostáticas ou as talas duras, porque a superfície destes modelos não permite que os dentes se encaixem e choquem, o que permite que os músculos mastigatórios existam livremente num equilíbrio harmónico.**

7. **Após a aquisição do equilíbrio muscular e o restabelecimento da contração muscular fisiológica, a terapia com talas deve ser interrompida e deve ser iniciado um tratamento etiológico.**

Basicamente, as talas são aplicadas com um objetivo específico. Portanto, é muito importante determinar o tipo de tala, o período de aplicação e o horário, se aplicável. A utilização de uma tala adequada durante um período de tempo mais longo pode provocar o agravamento do paciente de várias formas (agravamento dos sintomas de MPDS; criação de uma oclusão aberta, intrusão de dentes fora do contacto oclusal). Por isso, é importante gerir corretamente a duração do tratamento com a tala e o seu horário diário.

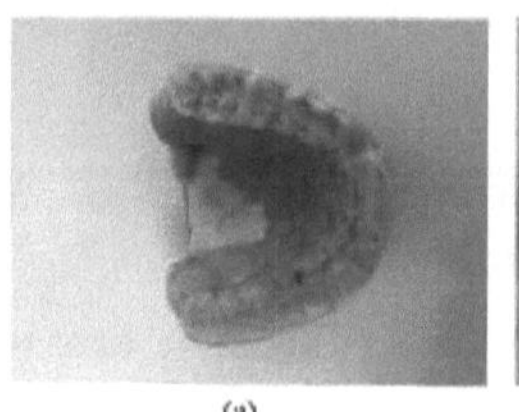
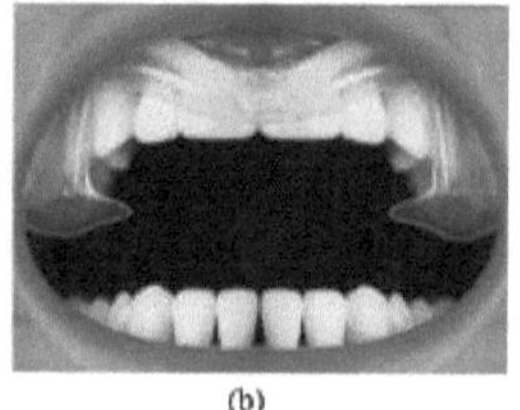

(a)   (b)

Análise oclusal e ajustamentos oclusais [80]

A remoção de contactos prematuros com o ajuste oclusal é um dos métodos mais importantes para quebrar o ciclo neuromuscular na síndrome de disfunção da dor miofascial. A alteração do esquema oclusal e o equilíbrio da oclusão são métodos muito eficazes para identificar e eliminar disparos neurais extraordinários. Por isso, uma análise oclusal sempre foi um componente de diagnóstico importante dos esforços de tratamento para resolver os sintomas da MFP. Há várias décadas, os dentistas efectuavam a análise oclusal apenas com moldes montados em articuladores dentários semi-ajustáveis ou totalmente ajustáveis. Não existia um método científico para efetuar a análise oclusal intra-oral, nem uma forma realmente eficaz de medir as forças oclusais entre todos os dentes em contacto.

A regra principal, muito simples, em que se acreditava amplamente, é que a função oclusal adequada resultava da relação estreita entre os movimentos condilares e as relações de contacto oclusal. Para utilizar este pensamento clinicamente, a maioria dos sistemas de articuladores foram projectados com os seguintes requisitos:

1. **Alguns equipamentos especiais foram construídos para detetar movimentos condilares. O Lauritzen Hinge Axis Locator ou o Condylator Joint Tracer são exemplos deste tipo de ferramentas de análise de movimentos condilares. No entanto, estes aparelhos não são fáceis de manusear, requerem frequentemente registos repetidos e difíceis de efetuar, tanto intra como extra-oralmente.**

2. **A realização do procedimento de traçado condilar requer normalmente mais do que uma visita.**

3. **O registo da localização da relação cêntrica necessita de dispositivos especiais e de um trabalho cuidadoso.**

4. **O trabalho de diagnóstico baseado no articulador não é repetível e não pode ser armazenado digitalmente. É difícil comparar duas análises diferentes no mesmo articulador, uma vez que é necessário retirar um articulador para montar outro conjunto de moldes.**

5. **Dois registos diferentes. Talvez bastante diferentes em termos de espaço. Esta diferença pode resultar da realização de registos a diferentes horas do dia. Devido à distorção da presa do material de impressão, à distorção da presa do material de registo e aos diferentes graus de contração da presa da pedra de moldagem, uma vez que muitas variáveis entram em jogo na articulação de moldes dentários, os níveis de precisão das diferentes análises podem ser bastante inconsistentes de uma análise para outra.**

Por conseguinte, a análise oclusal efectuada em articuladores para o ajustamento oclusal pode ser difícil e demorada; e, uma vez concluída, não é necessariamente fiável para ser precisa para o diagnóstico e tratamento.

O desenvolvimento do método de análise oclusal computorizada (T-Scan 9, com a pega de registo Novus e o sensor de registo HD, Tekscan, Inc., S. Boston, MA, EUA) eliminou a necessidade de utilizar métodos baseados em articuladores imprecisos, que apresentam muitos desafios que complicam a sua utilidade clínica. S. Boston, MA, EUA) eliminou a necessidade de utilizar métodos baseados em articuladores imprecisos, que apresentam ao clínico muitos desafios que complicam a sua utilidade clínica.

7.2. Análises oclusais baseadas em computador e ajustamentos oclusais guiados por computador [81]

As análises oclusais baseadas em computador têm muitas vantagens clínicas em relação ao método baseado em articuladores:

1. **A análise oclusal digital é geralmente concluída numa sessão. Pode ser repetida noutra sessão, se necessário.**
2. **Os dados da análise oclusal digital podem ser armazenados e recuperados facilmente, de modo a que muitas análises de um único doente possam ser comparadas entre si, ao longo do tempo, para observar alterações no estado oclusal à medida que o doente envelhece.**
3. **O registo e a aquisição de dados são rápidos de realizar na cadeira, de modo que muitas análises oclusais e ajustes corretivos podem ser realizados na mesma sessão de tratamento.**
4. **Os resultados do ajuste podem ser comparados com o estado pré-operatório da oclusão para observar se foram obtidas melhorias terapêuticas na força oclusal e no tempo.**
5. **O custo da realização da análise oclusal diminuiu drasticamente.**

Como acontece com todos os novos métodos, os primeiros sistemas de análise oclusal baseados em computador T-Scan (T-Scan I, II, III; Tekscan Inc. S. Boston, MA, EUA) foram questionados quanto à sua fiabilidade clínica. No entanto, o moderno sensor de registo T-Scan HD demonstrou medir com precisão 256 níveis de força oclusal relativa diferentes com 95% de capacidade de reprodução da força. Outros estudos recentes do T-Scan mostram que o T-Scan regista com precisão a sequência do tempo de contacto oclusal. Atualmente, o T-Scan Novus System com a versão 9 do software é um analisador digital de força oclusal e de tempo altamente avançado que pode ser utilizado em consultório para tratar uma vasta gama de problemas de força oclusal frequentemente encontrados. Além disso, outras publicações clínicas e de investigação ilustraram a forma como o método de análise oclusal T-Scan pode ser utilizado em muitas disciplinas da medicina dentária. [82]

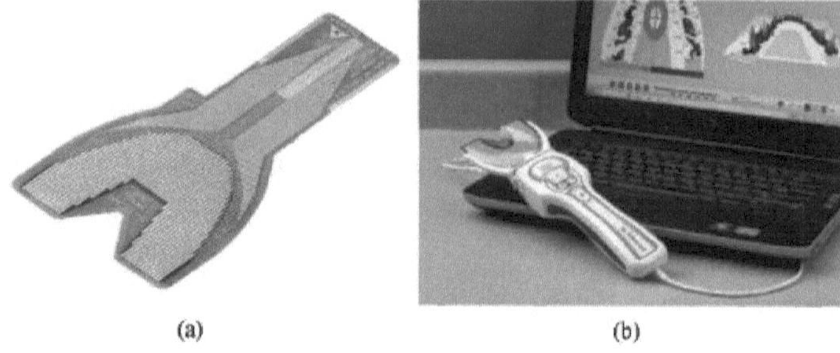

(a)   (b)

A correção de problemas oclusais ortodônticos e protéticos tornou-se muito mais fácil para os médicos dentistas que utilizam a análise oclusal computorizada. Antes do desenvolvimento do T-Scan, os dentistas só podiam "olhar" para a oclusão e, agora, com o sensor T-Scan colocado entre os dentes oclusivos durante os movimentos funcionais mandibulares, os dentistas podem ver as alterações da força oclusal ao longo do tempo, à medida que os contactos oclusais dos dentes opostos se envolvem e interagem por fricção. Observe na **Figura abaixo** como, durante a parte inicial do auto-fechamento de um paciente em MIP, o dente #18 sobe rapidamente para uma força oclusal elevada (coluna rosa alta; painel esquerdo #1), enquanto todos os outros contactos dentários de fecho mantêm um estado de força baixa (colunas azuis escuras; painel esquerdo#1). Mais tarde, no mesmo registo T-Scan, quando mais dentes do paciente se interdigitam totalmente, aproximando-se da intercuspidação completa, o contacto prematuro do dente #18 diminui para um estado de força baixa, enquanto os outros dentes oclusivos aumentam a força bilateralmente (colunas verde claro e amarela: painel direito #2). (82)

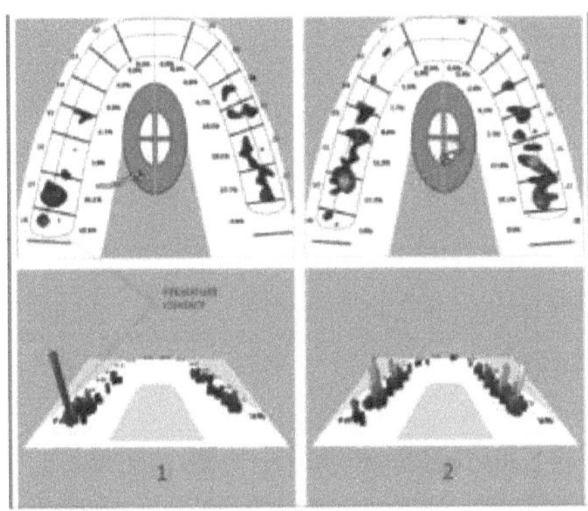

Terapia de redução do tempo de desoclusão com a coronoplastia de desenvolvimento de orientação anterior completa imediata [83]

A alteração das relações oclusais entre os dentes superiores e inferiores rompe bruscamente o circuito neuro-muscular que provoca o espasmo muscular agudo. Existem muitos estudos que demonstraram o efeito que os receptores periodontais têm nas excursões oclusais funcionais e parafuncionais. Um movimento oclusal é modelado dentro do sistema nervoso central (SNC), mas o principal gatilho do disparo do potencial de ação é a excitação dos neurónios periféricos do sistema nervoso periférico (SNP). O disparo contínuo dos neurónios periféricos provoca contracções musculares contínuas que conduzem à fadiga muscular e à isquemia por acumulação de ácido lático tóxico, o que, em última análise, conduz a espasmos musculares que aumentam e atingem repetidamente o pico, a menos que o disparo neuronal contínuo seja interrompido.

Este mecanismo neurológico é a principal razão pela qual o ajuste da oclusão dentária com modificações da superfície oclusal baseadas no tempo do T-Scan tem sido uma terapia altamente eficaz para a MFP. A aplicação de talas oclusais, injecções de anestésicos locais, injecções de botox e métodos de tratamento não oclusais semelhantes são temporários e sintomáticos. O tratamento ortodôntico, a odontologia restauradora que altera a relação oclusal e a coronoplastia oclusal são tratamentos que visam a etiologia neurológica e são métodos de tratamento permanentes.

Há muito que se defende que, para se conseguir uma relação oclusal equilibrada, o espasmo agudo deve ser eliminado antes de se iniciarem alterações oclusais definitivas. Os splints oclusais são o método mais comum para eliminar os sintomas agudos de MPDS.

No entanto, desde 1991, foi desenvolvido pelo Dr. Robert B. Kerstein um novo método baseado no T-Scan, a "**Terapia de Redução do Tempo de Desoclusão (DTR)**", para alterar e quebrar o espasmo da reação de disparo no circuito neuromuscular. O tratamento em si não requer qualquer terapia com talas de pré-tratamento e foi demonstrado em vários estudos realizados nos últimos 26 anos que diminui rapidamente os níveis de atividade muscular e melhora a função mastigatória humana em 7 dias após o tratamento inicial, porque a terapia funciona a partir do SNC.

De acordo com o Dr. Kerstein, a "Terapia de Redução do Tempo de Desoclusão" reduz o *Tempo de Desoclusão, o que diminui o tempo de fricção dos dentes posteriores durante as excursões, impedindo assim que os potenciais de ação neuronais hiperfuncionem os músculos mastigatórios*. Para conseguir isso, o tempo de desoclusão deve ser inferior a 0,4 s por excursão. No entanto, este tempo específico de 0,4 s não pode ser calculado com exatidão sem a utilização do sistema de análise oclusal T-Scan. A terapia de redução do tempo de desoclusão é um dos métodos de tratamento mais importantes e etiologicamente direcionados disponíveis, uma vez que diminui drasticamente o volume das compressões mecanorreceptoras do PDL, interrompendo assim o gatilho neuronal para os sintomas de MFP induzidos oclusalmente.

No entanto, ainda existem muitas divergências quanto à fiabilidade da "Terapia de Redução do Tempo de Desoclusão", apesar de ter sido repetidamente demonstrado em vários estudos que esta afecta alterações fisiológicas positivas no sistema estomatognático. Uma vez que a DTR é normalmente efectuada como uma coronoplastia (conhecida como desenvolvimento de orientação anterior completa imediata (ICAGD)), estas divergências sobre os benefícios da DTR para o paciente baseiam-se no facto de estudos anteriores de ajustamento oclusal não medido, em que não foram efectuadas medições T-Scan da oclusão no tratamento efectuado, terem demonstrado uma eficácia limitada do equilíbrio oclusal no tratamento dos sintomas da MFP. O equilíbrio oclusal carece de precisão processual e trata de forma posicional, eliminando a prematuridade da RC-CO, ao mesmo tempo que ajusta apenas as interferências laterais não funcionais. Os mecanorreceptores neuronais periodontais rodeiam todos os dentes em todos os lados das raízes. Ao deixar os dentes do lado de trabalho sem tratamento, o equilíbrio oclusal para RC não alterou a entrada do SNC o suficiente para obter resultados terapêuticos previsíveis de MPDS.

O ICAGD é um procedimento de ajuste oclusal muito diferente do equilíbrio oclusal, na medida em que o ICAGD é uma coronoplastia focada na excursão, efectuada a partir da posição intercuspídea máxima (MIP) sem manipulação mandibular para a relação cêntrica. A ICAGD é um procedimento de ajuste oclusal orientado por computador e baseado em medições, que encurta a duração do atrito de contacto da superfície oclusal de movimentos excursivos prolongados. O principal objetivo do ICAGD é encurtar o tempo de desoclusão posterior para ≤0,5 s por excursão, uma vez que 0,41 foi o primeiro tempo de desoclusão médio fisiológico estudado. [84]

A ICAGD é sempre realizada atualmente com o T-Scan sincronizado com o sistema de eletromiografia BioEMG III (*T-Scan 9/BioEMG III, Tekscan Inc., S. Boston, MA, EUA; Bioresearch Assoc. S. Boston, MA, EUA; Bioresearch Assoc., Milwaukee, WI, EUA*). O paciente usa eléctrodos electromiográficos nos músculos masseter e temporal durante todo o processo de ajuste oclusal para garantir que as alterações na hiperatividade muscular podem ser devidamente observadas após o tratamento. [84]

Mais importante ainda, o ICAGD trata tanto o lado de trabalho como o lado de não trabalho, incluindo todos os pré-molares envolvidos em contactos excursivos, reduzindo assim grandemente a entrada no SNC dos mecanorreceptores pulpares e da PDL de todas as superfícies oclusais posteriores ficcionalmente envolvidas. Todas estas diferenças processuais são publicadas em estudos de ajustamento oclusal, o ICAGD demonstrou ser muito mais eficaz do que a Equilibração Oclusal no tratamento da dor miofascial. [84]

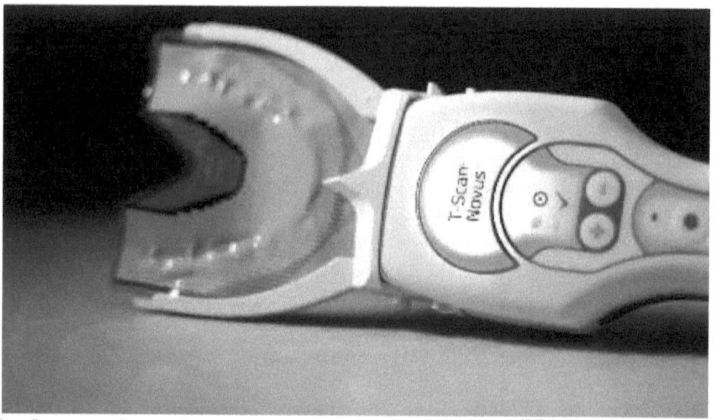

Exemplo de caso de redução do tempo de desoclusão [85]

Um exemplo de terapia de redução do tempo de desoclusão realizada com a coronoplastia de desenvolvimento de orientação anterior completa imediata é apresentado abaixo.

Descrição do doente

Uma hospedeira de bordo de 30 anos de idade apresentou-se com uma relação anterior de Classe I pós-ortodontia que foi concluída na sua adolescência. Alguns dentes posteriores demonstraram desgaste da cúspide e parecem ligeiramente lixados. Todos os terceiros molares foram previamente extraídos.

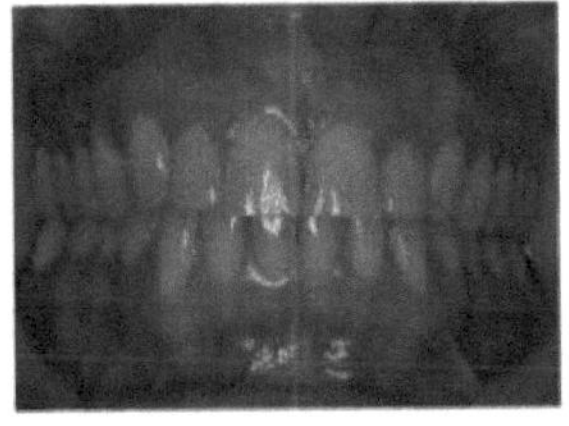

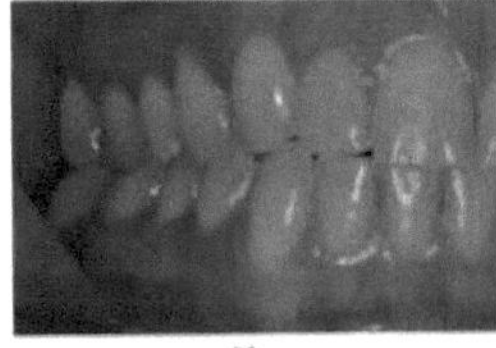
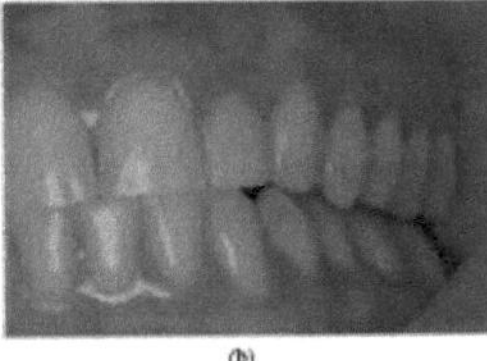

(a)   (b)

História e apresentação da doença oclusal

Durante 1,5 anos antes da consulta, o doente sofria de tensão crónica bilateral do masseter, com dores matinais regulares no maxilar que pioravam durante períodos de stress. A doente referia cerrar os dentes durante o dia e fazer bruxismo, em certa medida, durante a noite. A maior parte do seu desconforto era na região do masseter bilateralmente, com algum componente de cefaleia temporal também presente. Os seus sintomas surgiram após a colocação de duas obturações nos dois dentes pré-molares superiores 14 e 15. As dores musculares surgiram pouco tempo depois da colocação das obturações, uma vez que estas alteraram o conforto do contacto oclusal. Desde então, os ajustes oclusais adicionais efectuados nos dentes envolvidos não resolveram os sintomas de MFP.

Tratamentos anteriores sem sucesso

A paciente relatou ter usado um aparelho durante 10 meses, todas as noites, mas também relatou piora dos sintomas com a tentativa de uso regular do aparelho. Ela sentia que o aparelho a fazia cerrar mais os dentes do que se não o usasse. Por isso, deixou de usar o aparelho alguns meses antes da consulta. Os medicamentos anti-inflamatórios e analgésicos davam-lhe um alívio marginal que durava apenas algumas horas.

As figuras seguintes detalham o estado oclusal e a fisiologia muscular dos pacientes no pré-operatório, bem como as alterações no tempo de redução da desoclusão pós-ICAGD. Por uma questão de brevidade, apenas as excursões direita e esquerda foram ilustradas, e as excursões protrusivas não foram descritas.

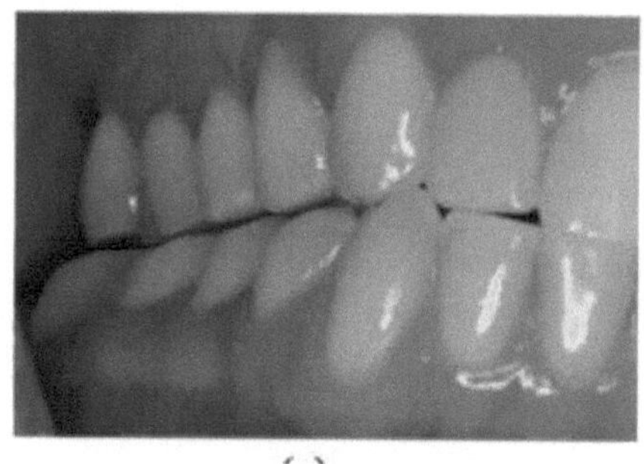

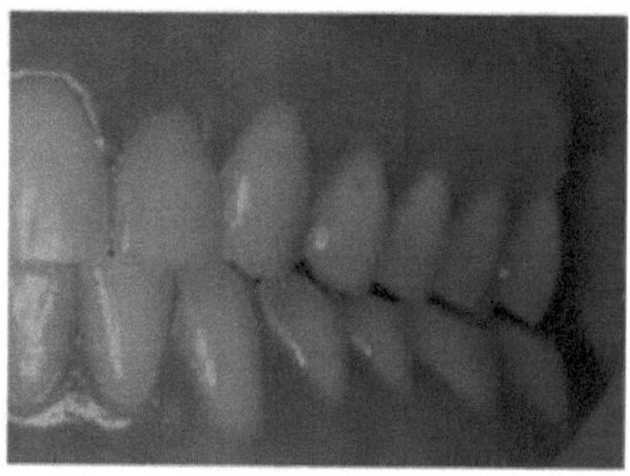

Com os dados de T-Scan/BioEMG pré-tratamento mostrando tempos de desclusão prolongados e níveis muito altos de hiperatividade muscular excursiva, a paciente era uma boa candidata para ser submetida à coronoplastia com ICAGD. Tratava-se de uma paciente com MPDS de Classe I, com presença de tato canino bilateral adequado para ser tratada com segurança com ICAGD.

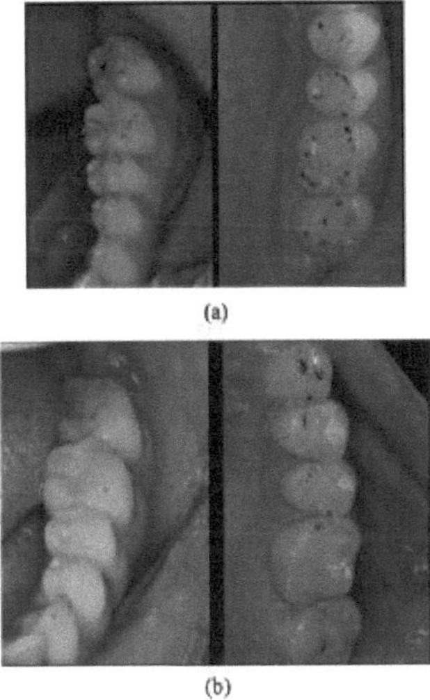

(a)

(b)

É através da medição da oclusão e dos músculos em conjunto, utilizando as tecnologias de medição oclusal sincronizada T-Scan 9/BioEMG III, que estas melhorias de diagnóstico e tratamento demonstradas neste caso podem tornar-se clinicamente previsíveis na gestão de pacientes com MFP. Ao quantificar a função oclusal e a função muscular em conjunto, a eficácia terapêutica do procedimento de ajuste oclusal medido pelo ICAGD tem um efeito dramático no sistema nervoso central (SNC) que reduz consideravelmente os níveis de atividade muscular e diminui rapidamente muitos dos sintomas comuns da MFP.

Provas bibliográficas

I. Resultados electromiográficos e relatados pelos pacientes de um ajuste oclusal guiado por computador realizado em pacientes que sofrem de dor miofascial crónica [84]

Objectivos: A hiperatividade muscular é uma fonte potencial de sintomas em pacientes com desordens temporo-mandibulares. Um ajuste oclusal adequado pode aliviar tais sintomas. Este estudo teve como objetivo medir o efeito do encurtamento do tempo de desoclusão protrusiva (DT) e do equilíbrio do centro de forças oclusais (COF) nos registos EMG e avaliar a dor referida pelos pacientes crónicos um mês após o ajuste oclusal guiado por computador.

Desenho do estudo: A amostra estudada foi constituída por 34 pacientes que sofriam de dor facial crónica, nos quais a atividade EMG de ambos os masséteres foi registada por eletromiografia. Através da trituração selectiva, todas as interferências oclusais foram aliviadas durante a protrusão mandibular a partir da posição habitual de encerramento, de modo a estabelecer uma desoclusão posterior imediata e um equilíbrio do COF.

Conclusões: De acordo com este estudo EMG, este ajuste oclusal guiado por computador é capaz de reduzir a atividade dos masséteres e a dor muscular auto-relatada pelos pacientes um mês após o tratamento.

II. Terapia com tala de estabilização para o tratamento da dor miofascial temporomandibular: uma revisão sistemática [86]

A dor miofascial é o distúrbio temporomandibular (DTM) mais comum e a etiologia é multifatorial. Consequentemente, muitas terapias diferentes, algumas conservadoras e reversíveis, outras irreversíveis, têm sido defendidas para pacientes com dor miofascial.

Foram relatados vários resultados de tratamentos bem sucedidos. Os vários tipos de talas oclusais descritos na literatura têm diferentes indicações e funções.

A tala de estabilização (SS) é um desses tipos de tala oclusal. A tala de estabilização é uma tala de acrílico duro que proporciona uma oclusão ideal temporária e amovível. O fornecimento de uma oclusão através da utilização de uma tala terapêutica reduz a atividade muscular anormal e produz um "equilíbrio neuromuscular".

Concluiu-se que não existem provas suficientes a favor ou contra a utilização da terapia com talas de estabilização em vez de outras intervenções activas para o tratamento da dor miofascial temporomandibular. No entanto, parece que a terapia com talas de estabilização pode ser benéfica para reduzir a gravidade da dor em repouso e à palpação e a depressão, quando comparada com a ausência de tratamento.

<u>CONCLUSÃO</u>

A MFP é uma causa comum e tratável de morbilidade. Se não for diagnosticada e tratada, pode evoluir para dor crónica com problemas psicossociais e funcionais associados. Isto pode levar a mais angústia, ansiedade e mesmo depressão. O ciclo vicioso pode dar origem a mais preocupações somáticas. Esta importante fonte de disfunção músculo-esquelética requer uma atenção mais direcionada. O seu diagnóstico e tratamento precoces podem ajudar a reduzir as complicações psicossociais subjacentes e os encargos financeiros decorrentes da síndrome da dor crónica.

São necessárias boas competências clínicas em palpação muscular para identificar de forma fiável os pontos de gatilho miofasciais (MTrPs) de onde emana a dor. As manifestações comuns desta síndrome podem ser identificadas e tratadas com um treino limitado, mas as apresentações mais complexas e esotéricas requerem um conhecimento detalhado da anatomia funcional e dos factores que perpetuam a condição.

A fisiopatologia dos MTrP está a tornar-se lentamente aparente. Parecem estar localizados na zona da placa terminal das fibras musculares afectadas, onde se verifica um aumento da atividade eléctrica espontânea e sinais de sensibilização periférica dos nervos sensoriais, bem como o aparecimento de contraturas.

A dor do ponto de gatilho miofascial parece responder bem a terapias direcionadas para os MTrP, embora haja uma falta de provas rigorosas que confirmem a eficácia específica das terapias mais populares. As terapias de agulhamento, incluindo as técnicas de injeção, estão entre as intervenções mais populares utilizadas pelos médicos e parece claro que qualquer efeito é mediado pela agulha e não pela substância injectada. Existem muitas terapias físicas que são utilizadas no tratamento da dor miofascial e a maioria envolve a aplicação de pressão ou alongamento, ou ambos, nos MTrPs relevantes.

Referência:

1. Bennett R. Myofascial pain syndromes and their evaluation (Síndromes de dor miofascial e sua avaliação). Melhores práticas e investigação: Clinical Rheumatology. 2007;21(3):427-445.

2. Kerstein RB. Tratamento da síndrome de disfunção da dor miofascial com terapia oclusal para reduzir o tempo de desoclusão prolongado - uma avaliação retrospetiva. CRANIO® [Internet]. 1995 Abr 1; 13, 105(2):15.

3. Kerstein RB. Estudos de medição do tempo de exclusão: Uma comparação do tempo de exclusão entre doentes e não doentes com disfunção de dor miofascial crónica: Uma análise populacional. O Jornal de Odontologia Protética. 1994;72:473-480

4. Schindler H, Eckehard S, Spiess WEL. Normalização do registo e análise da mastigação: Proposta para aplicação clínica. Turker K, editor. Journal of Prosthetic Dentistry. 2016;9(3):1-7.

5. Kerstein RB, Radke J. Melhorias no padrão médio de mastigação após a redução do tempo de exclusão. Cranio: The Journal of Craniomandibular Practice. 2016;9634(February):1-17.

6. Gözler S. Síndrome de disfunção da dor miofascial: Etiologia, diagnóstico e tratamento. Temporomandibular joint pathology-current approaches and understanding, Y. Emes, B. Aybar, G. Dergin (eds.). Intech Open, Istambul, Turquia. 2018 Feb 28:17-45.

7. De Rossi SS, Stern I, Sollecito TP. Distúrbios dos músculos mastigatórios. Dental Clinics of North America. 2013;57(3):449-464.

8. Olesen J. A classificação internacional das perturbações de cefaleias, 3ª edição. Cephalagia. 2013;33(9):629-808.

9. Hylander WL. Anatomia funcional e biomecânica do aparelho mastigatório. Desordens temporomandibulares: uma abordagem comprovada ao diagnóstico e tratamento. Nova Iorque: Quintessence Pub Co. 2006.

10. Scapino RP. Morfologia e mecanismo da articulação da mandíbula. In: McNeill C (ed). Science and Practice of Occlusion (Ciência e Prática da Oclusão). Chicago: Quintessence, 1997:23-40.

11. Hylander WL, Johnson KR, Crompton AW. Padrões de carga e movimentos da mandíbula durante a mastigação em Macaca fas- cicularis: A bone-strain, electromyographic, and cineradio- graphic analysis. Am J Phys Anthropol 1987;72:287-314.

12. Meyenberg K, Kubik S, Palla S. Relações dos músculos da mastigação com o disco articular da articulação temporomandibular. Schweiz Monatsschr Zahnmed 1986;96:815-834.

13. Rees L. A estrutura e a função da articulação mandibular. Br Dent J 1954;96:125-133.

14. Meyenberg K, Kubik S, Palla S. Relações dos músculos da mastigação com o disco articular da articulação temporomandibular. Schweiz Monatsschr Zahnmed 1986;96:815-834.

15. DuBrul EL. Oral Anatomy. St Louis: Ishiyaku-EuroAmerica, 1988.

16. Moss M. Anatomia funcional da articulação temporomandibular. In: Schwartz L (ed). Disorders of the Temporomandibu- lar Joint: Diagnosis, Management, Relation to Occlusion of Teeth. Philadelphia: Saunders, 1959.

17. Savalle WP. Alguns aspectos da morfologia da cápsula da articulação temporomandibular humana. Ata Anat 1988;131: 292-296.

18. Stern JT Jr. Essentials of Gross Anatomy (Fundamentos da anatomia macroscópica). Philadelphia: Davis, 1988.

19. Widmalm SE, Lillie JH, Ash MM Jr. Estudos anatómicos e electromiográficos do músculo pterigóideo lateral. J Oral Rehabil 1987;14:429-446.

20. Sicher H. Anatomia funcional da articulação temporomandibular. In: Sarnat BG (ed). The Temporomandibular Joint, ed 2. Springfield, IL: Thomas, 1964:28-57.

21. Oxnard CE. Contribuição da análise da forma. Am Zool 1980;20:695-705.

22. Schumacher GH. Funktionelle Morphologie der Kaumusku- latur. Jena, Alemanha: Fischer, 1961.

23. Wilkinson TM, Maryniuk GA. Dissecções sagitais sequenciais da articulação temporomandibular. J Dent Res 1983;62:655.

24. Sakamoto Y, Akita K. Relações espaciais entre os músculos mastigatórios e os nervos que os inervam no homem, com especial referência ao músculo pterigoide medial e ao seu feixe muscular acessório. Anatomia Cirúrgica e Radiológica. 2004 Abr;26(2):122-7.

25. El Haddioui A, Bravetti P, Gaudy JF. Estudo anatómico da disposição e das ligações do músculo pterigoide medial humano. Surgical and Radiologic Anatomy. 2007 Mar 1;29(2):115-24.

26. McNamara JA Jr. As funções independentes das duas cabeças do músculo pterigóideo lateral. Am J Anat 1973;138:197-205.

27. Lipke DP, Gay T, Gross BD, Yaeger JA. Um estudo electromiográfico do músculo pterigoide lateral humano [resumo]. J Dent Res 1977;56B:230.

28. Kim SD, Loukas M. Anatomy and variations of digastric muscle (Anatomia e variações do músculo digástrico). Anatomia e biologia celular. 2019 Mar 1;52(1):1-1.

29. Widmalm SE, Lillie JH, Ash Jr MM. Estudos anatómicos e electromiográficos do músculo digástrico. Jornal de reabilitação oral. 1988 Jan;15(1):3-21.

30. De-Ary-Pires B, Ary-Pires R, Pires-Neto MA. O músculo digástrico humano: padrões e variações com correlações clínicas e cirúrgicas. Anais de Anatomia-Anatomischer Anzeiger. 2003 Oct 1;185(5):471-9.

31. Toth J, Lappin SL. Anatomia, cabeça e pescoço, músculo milo-hióideo.

32. Gaughran GR. Mylohyoid boutonniere and sublingual bouton. Journal of anatomy. 1963 Oct;97(Pt 4):565.

33. Lehr RP, Blanton PL, Biggs NL. An electromyographic study of the mylohyoid muscle. The Anatomical Record. 1971 Apr;169(4):651-9.

34. Khan YS, Bordoni B. Anatomia, cabeça e pescoço, músculo supra-hióideo. StatPearls [Internet]. 2021 Jun 18.

35. Afshari A. *Tratamento da Síndrome Dolorosa Miofascial e efeito na posição do osso hioide: Um estudo retrospetivo* (Dissertação de doutoramento, Faculdade de Medicina Dentária da Universidade do Texas em Houston).

36. Mu L, Sanders I. Especializações neuromusculares dos músculos dilatadores da faringe: I. Compartimentos do músculo geniohióideo canino. O Registo Anatómico: Uma publicação oficial da Associação Americana de Anatomistas. 1998 Feb;250(2):146-53.

37. Khan YS, Bordoni B. Anatomia, cabeça e pescoço, músculo supra-hióideo. StatPearls [Internet]. 2021 Jun 18.

38. Korfage JA, Schueler YT, Brugman P, Van Eijden TM. Differences in myosin heavy-chain composition between human jaw-closing muscles and supra-and infrahyoid muscles. Arquivos de biologia oral. 2001 Sep 1;46(9):821-7.

39. Palmer JB, Rudin NJ, Lara G, Crompton AW. Coordenação da mastigação e da deglutição. Dysphagia 1992;7:187-200.

40. Sforza C, Tartaglia GM, Lovecchio N, Ugolini A, Monteverdi R, Gianni AB, Ferrario VF. Movimentos mandibulares na abertura máxima da boca e atividade EMG dos músculos mastigatórios e do pescoço em pacientes reabilitados após uma fratura do côndilo mandibular. Journal of Cranio-Maxillofacial Surgery. 2009 Sep 1;37(6):327-33.

41. Jarabak JR. Uma análise electromiográfica do comportamento muscular nos movimentos mandibulares a partir da posição de repouso. The Journal of Prosthetic Dentistry. 1957 Sep 1;7(5):682-710.

42. Scott DS, Lundeen TF. Dor miofascial envolvendo os músculos mastigatórios: um modelo experimental. Pain. 1980 Abr 1;8(2):207-15

43. Ulrich J. A articulação temporomandibular humana: Cinemática e acções dos músculos mastigatórios. The Journal of Prosthetic Dentistry. 1959 1 de maio;9(3):399-406.

44. Omar R, Wise MD. Flexão mandibular associada à força muscular aplicada na posição de eixo retruído. Jornal de reabilitação oral. 1981 maio;8(3):209-21.

45. Oliveira-Campelo NM, Rubens-Rebelatto J, MartÍn-Vallejo FJ, Alburquerque-SendÍn F, Fernández-de-las-Peñas C. Os efeitos imediatos da manipulação da articulação atlanto-occipital e da técnica de inibição do músculo suboccipital na abertura ativa da boca e na sensibilidade dolorosa à pressão sobre os pontos de gatilho miofasciais latentes nos músculos mastigatórios. Journal of orthopaedic & sports physical therapy. 2010 May;40(5):310-7.

46. De Carli BM, Magro AK, Souza-Silva BN, de Souza Matos F, De Carli JP, Paranhos LR, Magro ED. O efeito do laser e da toxina botulínica no tratamento da dor miofascial e da abertura bucal: Um ensaio clínico randomizado. Journal of Photochemistry and Photobiology B: Biology. 2016 Jun 1;159:120-3.

47. Gay T. Mechanisms in the control of speech rate (Mecanismos no controlo da velocidade da fala). Phonetica. 1981;38(1-3):148-58.

48. Gay T, Rendell JK, Spiro J. Coordenação dos músculos orais e laríngeos durante a deglutição. The Laryngoscope. 1994 Mar;104(3):341-9.

49. Stockstill JW, Mohl ND. Anatomia estática e funcional do sistema mastigatório humano. InTMD and Orthodontics 2015 (pp. 1-18). Springer, Cham.

50. Liu H, Jiang H, Wang Y. Os efeitos biológicos do trauma oclusal no sistema estomatognático - um enfoque em estudos com animais. Journal of oral rehabilitation. 2013 Feb;40(2):130-8.

51. Influência do movimento repetido da região oral e maxilofacial no sistema nervoso central e na aprendizagem motora do sistema estomatognático.

52. Eliav E, Gracely RH. Medir e avaliar a dor. Orofacial Pain and Headache; Benoliel, R., Sharav, Y., Eds. 2008 Jan 1:45-56.

53. Rey R. A história da dor. Harvard University Press; 1998.

54. Thienhaus O, Cole BE. Classificação da dor. Tratamento da dor: Um guia prático para clínicos. 2002:27-36.

55. Sabeh AM, Bedaiwi SA, Felemban OM, Mawardi HH. Síndrome de dor miofascial e a sua relação com pontos de gatilho, forma facial, hipertrofia muscular, deflexão, carga articular, índice de massa corporal, idade e nível de escolaridade. Jornal da Sociedade Internacional de Odontologia Preventiva e Comunitária. 2020 Nov;10(6):786.

56. Dommerholt J, Finnegan M, Grieve R, Hooks T. Uma visão crítica da atual literatura sobre dor miofascial - janeiro de 2016. Journal of bodywork and movement therapies. 2016 Jan 1;20(1):156-67.

57. Fricton J. Myofascial Pain. Dor Oral e Maxilofacial, uma edição das Clínicas de Cirurgia Oral e Maxilofacial da América do Norte, E-Book. 2016 Aug 9;28(3):289.

58. Bennett R. Myofascial pain syndromes and their evaluation (Síndromes de dor miofascial e sua avaliação). Melhores práticas e investigação Reumatologia clínica. 2007 Jun 1;21(3):427-45.

59. Bron C, Dommerholt JD. Etiologia dos pontos de gatilho miofasciais. Relatórios actuais sobre dor e cefaleias. 2012 Oct;16(5):439-44.

60. Ariji Y, Nakayama M, Taguchi A, Gotoh A, Kise Y, Katsumata A, Kurita K, Ariji E. Alterações intramusculares das áreas moles e duras após contração estática de baixo nível do músculo masseter e correlações com a dureza muscular e o aumento do teor de água: avaliações com elastografia sonográfica e ressonância magnética. Cirurgia oral, medicina oral, patologia oral e radiologia oral. 2013 Sep 1;116(3):354-61.

61. Jacobsen S, Danneskiold-Samsøe B. Dynamic muscular endurance in primary fibromyalgia compared with chronic myofascial pain syndrome. Archives of physical medicine and rehabilitation. 1992 Feb 1;73(2):170-3.

62. Dommerholt J, Bron C, Franssen J. Myofascial trigger points: an evidence-informed review. Journal of Manual & Manipulative Therapy. 2006 Oct 1;14(4):203-21.

63. Rivers WE, Garrigues D, Graciosa J, Harden RN. Sinais e sintomas de dor miofascial: um inquérito internacional aos prestadores de serviços de gestão da dor e proposta de um conjunto preliminar de critérios de diagnóstico. Pain Medicine. 2015 Sep 1;16(9):1794-805.

64. Schiffman E, Ohrbach R, Truelove E, Look J, Anderson G, Goulet JP, List T, Svensson P. Diagnostic criteria for temporomandibular disorders (DC/TMD) for clinical and research applications: recommendations of the International RDC/TMD Consortium Network and Orofacial Pain Special Interest Group. Journal of oral & facial pain and headache. 2014;28(1):6.

65. Schiffman EL, Truelove EL, Ohrbach R, Anderson GC, John MT, List T, Look JO. Os critérios de diagnóstico de investigação para as perturbações temporomandibulares. I: visão geral e metodologia para avaliação da validade. Journal of orofacial pain. 2010 Jan 1;24(1):7.

66. Clark GT. Classificação, causa e tratamento da dor e disfunção miogénica mastigatória. Clínicas de cirurgia oral e maxilofacial da América do Norte. 2008 May 1;20(2):145-57.

67. Borg-Stein J, Simons DG. Myofascial pain. Arquivos de medicina física e reabilitação. 2002 Mar 1;83:S40-7.

68. Fricton JR, Kroening R, Haley D, Siegert R. Síndrome de dor miofascial da cabeça e pescoço: uma revisão das caraterísticas clínicas de 164 pacientes. Cirurgia oral, medicina oral, patologia oral. 1985 Dec 1;60(6):615-23.

69. Giamberardino MA, Affaitati G, Fabrizio A, Costantini R. Síndromes de dor miofascial e sua avaliação. Melhores práticas e investigação Reumatologia clínica. 2011 Abr 1;25(2):185-98.

70. Ohrbach R, Gonzalez Y, List T, Michelotti A, Schiffman E. Critérios de diagnóstico para o protocolo de exame clínico das disfunções

temporomandibulares (DC/TMD). Disponível online em: www. rdc-tmdinternational. org (acedido em 02 de junho de 2013). 2014.

71. Baldry P. Gestão da dor do ponto de gatilho miofascial. Acupunctura em medicina. 2002 Mar;20(1):2-10.

72. Hong CZ. Tratamento da síndrome da dor miofascial. Relatórios actuais sobre dor e cefaleias. 2006 Sep;10(5):345-9.

73. Galasso A, Urits I, An D, Nguyen D, Borchart M, Yazdi C, Manchikanti L, Kaye RJ, Kaye AD, Mancuso KF, Viswanath O. A comprehensive review of the treatment and management of myofascial pain syndrome. Relatórios actuais de dor e dor de cabeça. 2020 Aug;24(8):1-1.

74. Gonzalez-Perez LM, Infante-Cossio P, Granados-Nunez M, Urresti-Lopez FJ, Lopez-Martos R, Ruiz-Canela-Mendez P. Deep dry needling of trigger points located in the lateral pterygoid muscle: Efficacy and safety of treatment for management of myofascial pain and temporomandibular dysfunction. Med Oral Patol Oral Cir Bucal. 2015 May 1;20 (3):e326-33.

75. Cagnie B, Dewitte V, Barbe T, Timmermans F, Delrue N, Meeus M. Efeitos fisiológicos do agulhamento a seco. Relatórios actuais sobre dor e cefaleias. 2013 Ago 1;17(8):348.

76. Seem M. Uma nova acupunctura americana: Osteopatia de acupunctura, a libertação miofascial dos padrões de retenção da mente corporal. Blue Poppy Enterprises, Inc.; 1993.

77. Dissanayaka TD, Pallegama RW, Suraweera HJ, Johnson MI, Kariyawasam AP. Comparação da eficácia da estimulação eléctrica nervosa transcutânea e da terapia interferencial no trapézio superior na síndrome da dor miofascial: um estudo controlado e aleatório. American journal of physical medicine & rehabilitation. 2016 Sep 1;95(9):663-72.

78. Kütük SG, Özkan Y, Kütük M, Özdas T. Comparação da eficácia dos métodos de agulhamento a seco e botox no tratamento da síndrome da dor miofascial que afecta a articulação temporomandibular. Jornal de cirurgia craniofacial. 2019 Jul 1;30(5):1556-9.

79. Hong CZ, Hsueh TC. Diferença no alívio da dor após injecções de pontos de gatilho em doentes com dor miofascial com e sem fibromialgia. Archives of physical medicine and rehabilitation. 1996 Nov 1;77(11):1161-6.

80. Desai MJ, Bean MC, Heckman TW, Jayaseelan D, Moats N, Nava A. Treatment of myofascial pain (Tratamento da dor miofascial). Pain management. 2013 Jan;3(1):67-79.

81. Gözler S. Síndrome de disfunção da dor miofascial: Etiologia, diagnóstico e tratamento. Temporomandibular joint pathology-current approaches and understanding, Y. Emes, B. Aybar, G. Dergin (eds.). Intech Open, Istambul, Turquia. 2018 Feb 28:17-45.

82. Gözler S. JVA, mastigação e análise oclusal digital no diagnóstico e tratamento de desordens temporomandibulares. Patologia da articulação temporomandibular - abordagens actuais e compreensão. 2018 Feb 28:127-59.

83. Dib A, Montero J, Sanchez JM, López-Valverde A. Eletromiografia e resultados relatados pelo paciente de um ajuste oclusal guiado por computador realizado em pacientes que sofrem de dor miofascial crónica. Medicina oral, patologia oral y cirugia bucal. 2015 Mar;20(2):e135.

84. Sarah Qadeer BD, Sarinnaphakorn L. Comparação das limitações de força e tempo dos indicadores oclusais não digitais tradicionais com a tecnologia de análise oclusal computorizada T-Scan. InHandbook of Research on Clinical Applications of Computerized Occlusal Analysis in Dental Medicine 2020 (Manual de investigação sobre aplicações clínicas da análise oclusal computorizada em medicina dentária 2020) (pp. 55-99). IGI Global.

85. Kerstein RB. Terapia de redução do tempo de desoclusão com desenvolvimento de orientação anterior completa imediata para tratar a síndrome de dor-disfunção miofascial crónica. QUINTESSENCE INTERNATIONAL-ENGLISH EDITION-. 1992 Nov 1;23:735-.

86. Kerstein RB, Radke J. Melhorias no padrão médio de mastigação após a redução do tempo de exclusão. CRANIO®. 2017 May 4;35(3):135-51.

87. Thumati P, Manwani R, Mahantshetty M. O efeito da redução do tempo de desoclusão no tratamento da síndrome de disfunção da dor miofascial utilizando o protocolo de desenvolvimento de orientação anterior completa imediata monitorizado pela análise digital da oclusão. Cranio®. 2014 Oct 1;32(4):289-99.

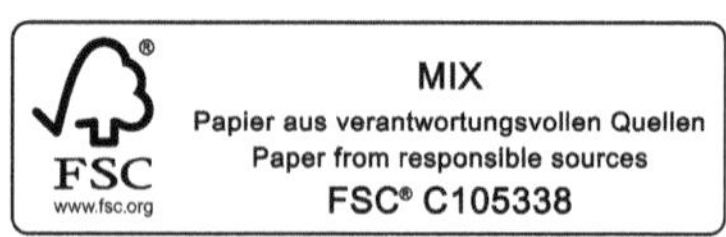

Printed by Books on Demand GmbH, Norderstedt / Germany